AF463818

CONTRIBUTION A L'ÉTUDE

DES TROUBLES DE

LA CIRCULATION VEINEUSE CHEZ L'ENFANT

ET EN PARTICULIER

CHEZ LE NOUVEAU-NÉ

CONTRIBUTION A L'ÉTUDE

DES TROUBLES DE LA

CIRCULATION VEINEUSE CHEZ L'ENFANT

ET EN PARTICULIER

CHEZ LE NOUVEAU-NÉ

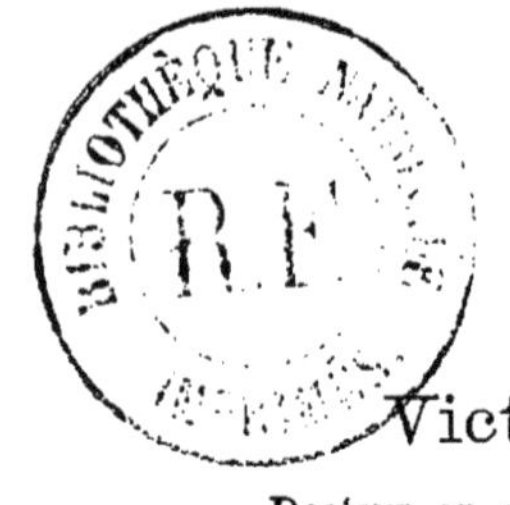

PAR

Victor HUTINEL,
Docteur en médecine de la Faculté de Paris,
Interne et lauréat des hôpitaux de Paris,
(Médaille d'argent, 1874. — Médaille d'or, 1876),
Membre de la Société anatomique et de la Société clinique.

PARIS
V. ADRIEN DELAHAYE ET Ce, LIBRAIRES-ÉDITEURS
PLACE DE L'ÉCOLE-DE-MÉDECINE.

1877

CONTRIBUTION A L'ÉTUDE

DES TROUBLES DE

LA CIRCULATION VEINEUSE CHEZ L'ENFANT

ET EN PARTICULIER

CHEZ LE NOUVEAU-NÉ

INTRODUCTION.

Dans une communication de M. le professeur Parrot la Société de biologie, en 1873, nous trouvons cette phrase qui indique le rôle important du système veineux dans la pathologie des nouveau-nés : « Par ces observations et par d'autres faits semblables que nous révèle l'étude des nouveau-nés, on est amené à conclure qu'au point de vue de la pathologie, et contrairement à ce qui se passe à un âge avancé, le système veineux a le pas sur les artères ; non parce que ses canaux sont malades, mais par suite d'une dyscrasie profonde du sang qui s'y trouve contenu. »

Cette idée féconde nous fournit l'explication d'un grand nombre de faits que l'on n'observe pas sans un certain étonnement, quand on quitte la pathologie de l'âge adulte pour étudier les maladies du jeune âge.

Chez l'adulte, et surtout chez le vieillard, le système des canaux artériels subit une altération progressive portant, soit sur la tunique interne de ces vaisseaux (endartérite chronique, athérôme, dégénérescence graisseuse), soit sur la tunique externe (périartérite scléreuse) ; et ces lésions nous expliquent suffisamment l'apparition de désordres nombreux et intéressants.

Une hémorrhagie se produit-elle dans l'encéphale ? Dans le foyer même de la lésion ou dans son voisinage, nous devons trouver la source du mal : c'est un anévrysme miliaire qui, en se rompant, a livré passage au sang épanché dans la pulpe nerveuse. Si l'on trouve un ramollissement cérébral, que l'on examine l'artère qui se rend au point lésé, et l'on y découvrira un caillot embolique, ou bien une coagulation autochthone. Quand on rencontre dans les parenchymes ces lésions en foyers coniques, qui sont désignées sous le nom générique d'infarctus, on cherche du côté de l'artériole afférente la cause de ces altérations ; et comme les cas où se rencontre l'oblitération artérielle sont nombreux, on se laisse aller à la supposer quand on ne saurait la découvrir.

Les altérations des artères dominent la pathologie du vieillard : « On a l'âge de ses artères », a dit M. Cazalis.

Les lésions du système veineux jouent un rôle beaucoup plus effacé, depuis que des travaux modernes ont dépossédé la phlébite du rôle important qu'elle jouait, au profit de la thrombose et de l'embolie. Les thromboses veineuses ont été souvent étudiées chez l'adulte, mais surtout comme complication d'une cachexie avancée, d'un état dyscrasique grave, ou bien encore comme source d'embolies. Leur rôle dans la pathogénie des accidents viscéraux est presque nul.

Chez l'enfant, surtout chez le nouveau-né, les artères admirablement élastiques, n'offrent aucune altération à laquelle on puisse rapporter des accidents qu'on leur attribuerait à bon droit chez l'adulte.

Le nouveau-né, cependant, présente des hémorrhagies encéphaliques, soit immédiatement après sa naissance, soit dans les premiers mois de son existence ; son cerveau est parfois le siége de ramollissements rouges d'origine évidemment vasculaire ; dans ses viscères, on trouve des lésions, foyers apoplectiques, foyers de suppuration, qui rappellent à s'y méprendre les infarctus ; et dans l'immense majorité des cas, je devrais dire toujours, le système artériel est parfaitement sain.

Quelle est donc la cause de ces lésions ?

Pour M. Parrot, ce sont des troubles de la circulation veineuse ; mais ces troubles circulatoires reconnaissent une cause plus importante et plus générale qu'une simple altération des parois ; je veux dire une modification du sang lui-même.

Cette altération, facile à reconnaître pendant la vie ou sur le cadavre, est tellement réelle qu'elle se traduit souvent par une manifestation irrécusable, la coagulation spontanée du sang dans un ou plusieurs points de son trajet, sans qu'il y ait des lésions vasculaires préexistantes. Toujours, ou presque toujours, les caillots se déposent dans le système veineux, c'est-à-dire dans les veines de la grande circulation, et dans l'artère pulmonaire qui, comme elles, renferme du sang noir.

Si les thrombus se forment exclusivement dans ces points, c'est parce que le sang épaissi et poisseux du nouveau-né malade y stagne et s'y accumule de préférence.

La fréquence relativement considérable des congestions passives et des thromboses veineuses chez les enfants, et surtout chez les nouveau-nés, la relation intéressante qui existe entre elles et certaines lésions viscérales, leur siége spécial, m'ont paru dignes d'attirer l'attention.

Je commencerai ce travail par une étude des congestions

du système veineux ; dans un deuxième chapitre, je chercherai à décrire les veines oblitérées, les différents points où se déposent les caillots et les accidents qu'ils déterminent ; puis j'étudierai dans plusieurs organes de l'enfant les lésions produites par un trouble de la circulation veineuse.

Qu'il me soit permis ici de remercier M. le professeur Parrot à qui je dois l'idée première et la plupart des matériaux de ce travail. Cet excellent maître a bien voulu me confier les nombreuses observations que, depuis plusieurs années, il fait recueillir chaque matin sous sa dictée, et m'a permis d'étudier un grand nombre de pièces anatomiques conservées avec soin dans sa collection. J'ai puisé largement dans ses écrits et dans son enseignement ; et son nom reviendra souvent dans cette thèse.

CHAPITRE PREMIER.

Des congestions veineuses.

Ces hypérémies passives qui nuisent à la nutrition et à l'activité des organes, et qui traduisent, soit une faiblesse anormale de l'appareil circulatoire, soit l'existence d'un obstacle au retour du sang vers le cœur et le poumon, se produisent avec une très-grande facilité dans le jeune âge. Je ne m'occuperai pas des troubles circulatoires qui peuvent survenir pendant la vie intra-utérine ; mais je dois dire quelques mots de ceux que l'on observe au moment où le produit de la conception, chassé de l'utérus, va passer de l'état de fœtus à l'état d'enfant.

Pendant que la matrice presse de ses parois contractées le fœtus et la masse placentaire pour les rejeter au dehors, il se produit des troubles circulatoires qui, parfois, peuvent causer de graves lésions viscérales, ou même entraîner la mort. On connaît l'asphyxie consécutive au travail de la parturition.

Cet état, dit Cazeaux (1), « lorsqu'il n'est pas poussé à un degré extrême, est caractérisé par une rougeur vive de la face et de la partie supérieure du corps, la saillie et l'injection du globe oculaire, le gonflement du visage dont la peau offre çà et là des taches bleuâtres. » Dans ces cas, dit-il encore (2), « la tête est gonflée, extrêmement chaude, les lèvres gonflées et d'un bleu foncé ; les yeux sortent de

(1) Cazeaux. Traité théorique et pratique de l'Art des accouchements, 8e édit., p. 398.

(2) Cazeaux. Traité théorique et pratique de l'Art des accouchements, 8e édit., p. 398.

la tête, la langue est collée au palais; souvent la tête est allongée, dure, le visage un peu gonflé; les battements du cœur quelquefois encore assez forts et distincts, sont d'autres fois très-obscurs et très-faibles; le cordon ombilical est quelquefois gorgé de sang. » Bien différente de la forme syncopale de la mort apparente, dans laquelle le fœtus sort de la matrice, pâle, flasque et inerte, cette asphyxie s'accompagne d'un engorgement considérable de tout le système veineux.

A l'autopsie, on trouve les vaisseaux de l'encéphale extrêmement distendus; les veines forment dans l'intervalle des circonvolutions de gros cordons noirs et flexueux qui se vident sous la pression du doigt; la pie-mère semble imprégnée de sang, et quelquefois ce liquide, épanché dans les mailles de cette membrane, forme des plaques noirâtres à la surface de l'encéphale.

L'épanchement, comme l'avait fait remarquer Cruveilhier, est souvent limité à la périphérie du cervelet; quelquefois il recouvre les lobes postérieurs du cerveau, et fuse dans la cavité rachidienne où il distend la dure-mère. Le foie est fortement congestionné, et dans quelques cas, suivant Billard (1), il se fait à sa surface une sorte d'exsudation sanguine. Quand on incise les viscères, on est étonné de la quantité de sang noir qui s'en écoule.

Quelles sont donc les causes de cet engorgement des veines du nouveau-né? C'est d'abord, d'après Jacquemier (2), une espèce d'asphyxie produite par la compression du cordon. Il faut cependant remarquer que l'arrêt subit du sang dans la veine ombilicale peut amener la mort par syncope, ou tout au moins déterminer un état syncopal avec pâleur et flaccidité.

(1) Billard. Traité des maladies des enfants nouveau-nés et à la mamelle, 2e édition. Paris 1833.

(2) Jacquemier, t. II, p. 119.

Dans d'autres cas, le cou, étranglé par les parties maternelles ou serré par le cordon ombilical, subit une compression qui entrave le retour du sang vers le cœur et détermine la turgescence de l'extrémité céphalique.

Mais c'est surtout aux troubles de la circulation placentaire qu'il faut attribuer la veinosité exagérée du sang du nouveau-né. Dans l'accouchement par le siége, si la tête reste quelque temps dans l'utérus, celui-ci se rétracte, les vaisseaux utérins deviennent à peu près imperméables, et le placenta plus ou moins décollé n'est plus qu'un organe d'hématose à peu près impuissant. Mais il n'est pas nécessaire que la rétraction de l'utérus soit arrivée à ce degré pour que la circulation soit entravée. Il semble prouvé par l'ouvrage de Zweifel (1), et par l'analyse des travaux de ses devanciers, que le sang est rouge pendant la vie intra-utérine quand il traverse la veine ombilicale. Or, au moment où l'accouchement se termine, le sang de la veine est à peu près aussi noir que celui de l'artère. Que se passe-t-il donc? Lorsque les contractions utérines sont fortes, la circulation est entravée dans les sinus utérins, et l'hématose placentaire se trouve gênée ou interrompue. Si le travail est long, si les contractions sont répétées, si on a tétanisé l'utérus par l'administration inopportune du seigle ergoté, le sang de la veine ombilicale devenant de moins en moins oxygéné, l'enfant se trouve dans l'état de tout malade atteint d'une altération profonde de l'organe de l'hématose, il s'asphyxie ; le sang s'accumule dans les vaisseaux veineux, les distend, et quelquefois arrive à les rompre.

Quand l'enfant sort de l'utérus dans cet état d'asphyxie, le cœur n'a pas toujours cessé de battre ; on se trouve

(1) Zweifel. Die respiration des fœtus. In Arch. für gynäthologie. Bd. IX 1876.

alors en face d'une indication pressante : il faut diminuer la masse du sang en laissant couler une ou deux cuillerées de ce liquide par le cordon, il faut surtout activer la respiration pulmonaire pour hématoser tout ce sang veineux qui engorge les organes, et pour ranimer chez l'enfant une vie près de s'éteindre.

Après la naissance, l'équilibre circulatoire ne s'établit pas immédiatement.

Examinons un enfant qui vient de quitter l'utérus, un enfant robuste, qui a crié, et qui aspire l'air à pleins poumons. Ses mouvements respiratoires, troublés par toutes les excitations, par toutes les impressions qui lui arrivent du dehors, n'ont pas encore la régularité qu'ils acquerront dans quelques jours. Sa peau est rouge, congestionnée, elle a une teinte cerise. « Hæc cutis rubedo æque mani« festa est in Æthiope, ac in Europœo ; et vulgo creditur, « eo nitidiorem ac pulchriorem cutem futuram posteà, « quo magis rubicunda fuerit in recens nato infante. » (Van Swieten). La face, le tronc, les membres sont fortement colorés, il semble que tout le tégument soit imprégné d'une quantité de sang trop considérable, qu'il y ait pléthore. Cette rougeur a une durée variable. Chez le nouveau-né à terme et bien constitué, elle diminue rapidement et disparaît au bout de quatre, cinq ou six jours. Chez l'enfant né faible et avant terme, elle persiste plus longtemps; mais au bout de quelques jours on la voit se modifier : « Elle ne reste point, dit Billard, aussi intense qu'elle était d'abord ; elle devient violacée ; les mains et les pieds offrent surtout cette coloration, mais alors elle coexiste souvent avec un état œdémateux des membres. »

Quelle est la cause de ces troubles circulatoires ?

Longtemps la rougeur du nouveau-né a été attribuée au lavage qu'on lui fait subir. On a pu invoquer une sorte de dilatation réflexe des capillaires de la peau irritée par le froid extérieur ou par les contacts auxquels elle se trouve exposée.

Billard (1) admet que le sang existe dans les tissus en proportion trop considérable. Il s'agit là de troubles circulatoires dont il est facile d'indiquer le mécanisme.

Au moment de la naissance, lorsque le placenta cesse d'envoyer à l'enfant du sang hématosé, lorsque le cordon n'est plus qu'un tube inerte, un changement brusque se fait dans la circulation. Le sang, venu de la périphérie par les veines caves, doit traverser les poumons au lieu de passer dans l'oreillette gauche par le trou de Botal, ou dans l'aorte par le canal artériel ; le cœur droit qui, jusqu'alors, n'avait eu qu'un rôle effacé, se trouve, tout à coup, appelé à lancer à travers l'organe de l'hématose toute cette masse sanguine. C'est surtout l'aspiration thoracique qui produit et qui règle ce changement dans la direction du courant sanguin. Son irrégularité, sa faiblesse et aussi la minceur des parois du cœur droit nous expliquent suffisamment pourquoi l'équilibre circulatoire, brusquement troublé par la mise en jeu d'une nouvelle fonction, ne se rétablit qu'au bout d'un temps proportionné à la perfection plus ou moins grande des organes qui servent à cette fonction.

D'ailleurs, le canal artériel ne s'oblitère pas immédiatement, toute communication ne cesse pas subitement entre l'oreillette droite et l'oreillette gauche ; il peut se faire, pendant quelques jours encore après la naissance, un mélange du sang noir au sang rouge, capable de modifier légèrement la coloration des téguments. On sait enfin que le nombre des globules est plus considérable dans les vingt-quatre heures qui suivent la naissance qu'il ne le sera jamais.

(1) Billard. Loc. cit., p. 13.

Si l'enfant est né avant le terme habituel, si le cœur droit est trop faible, si la valvule qui doit obturer le trou ovale est incomplètement développée, et surtout si la faiblesse native du jeune être empêche l'aspiration thoracique et l'hématose de se faire avec l'énergie qu'elles devraient avoir, la teinte rouge de la peau aura une durée et une intensité anormales. C'est dans ces cas que l'on voit se produire l'œdème des nouveau-nés.

Je ne saurais insister davantage sur ces troubles de la circulation, j'ai hâte d'arriver aux stases veineuses qui, produites par des maladies de l'enfant, peuvent, à leur tour, donner naissance à des altérations organiques.

Le premier besoin de l'enfant est de se développer; aussi, dans les premiers jours de la vie, alors que les fonctions cérébrales sommeillent, que les principaux appareils sont encore imparfaits, le nouveau-né n'a qu'une vie purement végétative; c'est un rudiment d'organisme qui digère et qui fabrique les matériaux nécessaires à la formation d'un organisme parfait. Il n'y a donc rien d'étonnant si les maladies les plus importantes à cet âge, celles qui dominent toute la pathologie du nouveau-né, sont celles qui ont pour cause, ou pour manifestation première, un trouble des fonctions digestives, et si un désordre, même léger en apparence, peut retentir d'une façon immédiate et souvent fatale sur le reste de l'économie.

La maladie la plus commune du nouveau-né est celle que M. Parrot a désignée sous le nom d'athrepsie. Cet état morbide est caractérisé par de la diarrhée, par la perte des facultés digestives, par du muguet, par un amaigrissement progressif conduisant, dans certains cas, à l'induration de la peau et à l'immobilisation des membres, par le chevauchement des os du crâne, la cyanose du tégument et la diminution graduelle de la température, en un mot, par une dénutrition progressive et presque fatale.

Quand on ouvre les cadavres de ces enfants, on trouve souvent une accumulation énorme de sang noir et poisseux dans les veines. Ce sang, tantôt coagulé dans les vaisseaux, tantôt demi-liquide, rougit et se prend en caillot au contact de l'air. Il engorge surtout les veines des centres nerveux qui, distendues outre mesure, laissent parfois se former des extravasations à la surface des circonvolutions. Il remplit les veines des reins, du foie, de l'estomac, de l'intestin, et communique à ces organes une teinte foncée. Partout les artères sont vides et revenues sur elles-mêmes, tandis que les veines sont dilatées et noirâtres.

M. Parrot a insisté, dans son magnifique ouvrage (1) sur ces troubles circulatoires. Ils ont trop d'importance pour que nous ne cherchions pas dans quels cas on les rencontre, et quels en sont les facteurs.

Ils s'observent surtout dans les formes rapides de l'athrepsie ; ils ont moins d'importance dans les formes lentes. L'athrepsie aiguë s'accompagne d'une cyanose très-prononcée, l'amaigrissement domine dans l'athrepsie lente. Comment ces états agissent-ils sur la circulation ?

L'altération du sang paraît avoir un rôle prédominant. On sait, depuis les travaux de Poggiale (2) et de Ch. Robin (3), que la proportion des globules rouges est plus considérable chez l'enfant qui vient de naître que chez l'adulte. M. Lépine (4) a montré que cette proportion augmente dans les vingt-quatre heures qui suivent la naissance pour diminuer ensuite graduellement, et il explique ces phénomènes plutôt par des variations du plasma que par des variations du nombre des globules. Pour que la propor-

(1) Parrot J. L'athrepsie. Paris 1877.

(2) Comptes-rendus de l'Académie des sciences 1847, t. XXV.

(3) Ch. Robin. Traité des humeurs. Paris 1867, p. 41.

(4) Lepine. Société de biologie 1876. In Gaz. méd. 1876, p. 105.

tion relative des globules diminue et que les éléments cellulaires du sang se diluent dans un plasma plus abondant, il faut évidemment que l'absorption fournisse à l'économie le liquide dont elle a besoin. Si, au lieu d'absorber du liquide, le tube digestif en perd une quantité considérable, si une diarrhée abondante et séreuse survient, au lieu de se diluer, le sang se concentrera de plus en plus; car c'est son plasma surtout qui fournit le liquide rejeté par l'intestin. Cette concentration du sang s'observe dans les formes de l'athrepsie où les évacuations alvines sont abondantes et liquides, je veux dire dans les formes aiguës.

Dans les formes lentes et traînantes, en même temps qu'il se fait une déperdition du plasma, les globules rouges se détruisent; l'enfant use peu à peu sa substance, et, ne recevant rien, ou recevant fort peu de chose du dehors, il vit de son sang comme de ses autres tissus. Le sang, au lieu d'être rouge, concentré, épais, comme dans l'athrepsie aiguë « est aqueux, peu foncé, fluide, s'étale immédiatement sur une lame de verre, et le microscope y révèle, dans le nombre des hématies, une perte qui devient plus sensible à mesure que la terminaison fatale approche » (1). La concentration du sang dans l'athrepsie aiguë est exactement proportionnelle à la déperdition du sérum, car rien ne peut faire supposer une néoformation rapide d'hématies. Le nombre des globules rouges dépasse habituellement d'un et deux millions le chiffre normal, mais ce n'est pas là le seul point qui mérite de nous arrêter. Ces globules, placés sur une lamelle, se déforment et s'étalent immédiatement; ils n'ont pas une consistance aussi ferme qu'à l'état normal; ils sont certainement plus gros que ceux de l'enfant en bonne santé. Leur diamètre peut dépasser d'un ou deux millièmes de millimètre celui des globules d'un individu sain.

(1) Parrot J. Loc. cit.

La proportion des leucocytes est le plus souvent accrue. Daus un cas, on en trouvait 56,280 par millimètre cube, avec l'appareil de M. Malassez. Leur nombre n'est pas toujours aussi considérable; cependant il paraît être beaucoup plus élevé qu'il ne serait si l'on n'avait à tenir compte que de la concentration du sang.

Ce sang épaissi, trop riche en globules et en globules augmentés de volume, circule mal à travers les capillaires, surtout dans les fins réseaux du poumon et du cerveau, et tend à stagner dans les vaisseaux.

Pour mettre en mouvement cette masse sanguine et pour l'empêcher d'engorger les parties où la pression est faible, c'est-à-dire le système veineux, il faudrait un cœur à parois solides et épaisses, capable de se contracter vigoureusement.

Or il suffit d'avoir ausculté quelquefois les enfants qui sont emportés par l'athrepsie aiguë pour savoir combien sont faibles les pulsations du cœur. Lorsque l'enfant est sain et vigoureux, le muscle cardiaque reçoit un sang bien hématosé et se contracte avec énergie ; lorsque l'enfant souffre, le cœur s'affaiblit d'autant plus vite qu'il n'est pas encore arrivé à un état parfait de développement.

Si l'on compare le cœur d'un enfant qui vient de naître au cœur d'un adulte, on est frappé de la différence que présentent ces deux organes. Le cœur de l'enfant est plus conique, plus pointu : il ressemble à un cœur d'oiseau. Le ventricule gauche est déjà épais et vigoureux ; le ventricule droit est plus mince, et sa cavité semble avoir une capacité plus faible. Les fibres du tissu muculaire forment des plans séparés par du tissu conjonctif lâche : si on prend une parcelle de ce muscle et si on le soumet à une dissociation méthodique dans la potasse à 40 p. 100, on remarque d'abord le faible diamètre de fibres. Ces fibres très-grêles, anastomosées les unes avec les autres, présentent de distance en distance de gros noyaux qui occupent presque toute leur épaisseur et donnent lieu au point où ils se trouvent à la formation d'une sorte de renflement. Dans l'intervalle de ces noyaux, les fibres s'amincissent; leur striation est nette, moins cependant que dans le muscle cardiaque de l'adulte. Sur une coupe transversale, les faisceaux contractiles forment, surtout au voisinage de l'endocarde, des cercles dont les centres sont occupés par des espaces clairs. Je n'ai pu malheureusement pousser plus loin cette étude du cœur des nouveau-nés; je me propose de la poursuivre plus tard. Telle qu'elle est, elle suffit pour nous permettre d'affirmer que le muscle cardiaque, encore en voie de développement dans les premières semaines de la vie, pourra se trouver compromis dans son fonctionnement lorque la nutrition et l'hématose subiront une atteinte profonde. L'affaiblissement du cœur est encore plus marqué dans les cas où les fibres de cet organe sont infiltrées de gouttelettes graisseuses. La stéatose cardiaque est assez fréquente dans l'athrepsie, surtout dans les formes rapides de cette maladie.

Il ne faudrait pas donner à cette faiblesse du cœur, surtout appréciable dans le cœur droit, un rôle prédominant dans le mécanisme des congestions passives; c'est sans contredit l'état du sang, dont nous avons indiqué plus haut les altérations, qui prédispose aux troubles circulatoires.

Je devrais chercher ici s'il n'existe pas sur le trajet des vaisseaux des altérations capables de favoriser la stase sanguine, mais cette étude nous entraînerait trop loin. Disons seulement que dans plusieurs organes où les phénomènes de stase sont très-accentués, il existe une accumulation de graisse assez considérable pour entraver la circulation dans les capillaires, et diminuer la vis *a tergo*, qui pousse le sang vers les veines.

En somme, les congestions veineuses qui s'observent chez les nouveau-nés se rencontrent surtout dans l'athrepsie aiguë ; ces congestions ont pour cause une gêne considérable de la circulation, gêne produite par la concentration du sang, et augmentée par la faiblesse de l'appareil cardio-vasculaire.

L'enfant se développe rapidement ; lorsqu'il a dépassé deux mois, il est rare qu'il présente des congestions veineuses assez intenses pour produire des lésions sérieuses. La stase du sang dans les veines perd alors de son importance et ne mérite plus d'être étudiée qu'à titre de symptôme secondaire.

Au bout de quelques mois, les altérations de l'appareil digestif cessent de dominer la pathologie : cependant, on trouve encore chez les enfants jeunes des diarrhées abondantes capables d'amener comme l'athrepsie aiguë la concentration et la stase du sang, je veux parler des diarrhées cholériformes. Mais si ces diarrhées se rapprochent par leurs résultats de l'athrepsie aiguë, les troubles circulatoires qu'elles font naître n'ont pas une gravité comparable à celle qu'ils ont chez le nouveau-né.

Chez l'enfant de quelques mois, et surtout chez l'enfant de deux ans et au-dessus, les congestions passives du système veineux ont pour cause habituelle les affections des voies respiratoires. Ici la stase n'est plus comme chez le nouveau-né le fait d'une altération primitive du sang ; cette altération, si elle existe, n'a qu'un rôle secondaire ; le rôle principal appartient à l'asphyxie.

Les voies aériennes dans le jeune âge ont une grande susceptibilité morbide, et les inflammations dont elles sont le siége prennent dans beaucoup de cas une gravité qu'elles n'ont pas chez l'adulte.

Tantôt c'est le larynx qui se trouve obstrué ou qui se contracte d'un façon spasmodique, et ne laisse plus pénétrer l'air jusqu'aux poumons, tantôt ce sont les bronches qui sont enflammées jusque dans leurs rameaux les plus fins ; tantôt c'est le parenchyme pulmonaire qui est devenu imperméable à l'air et peu perméable au sang, parce qu'il s'est affaissé (atélectasie), ou parce qu'il est obstrué par des produits inflammatoires ; parfois enfin ce sont des épanchements pleuraux qui compriment les poumons.

Lorsque ces lésions sont locales et purement inflammatoires, elles empruntent toute leur gravité aux troubles qu'elles font subir à l'hématose; mais souvent elles ont un caractère spécifique, ou bien elles naissent dans le cours d'une affection générale fébrile ou toxique qui ajoute ses effets à l'anhématosie. Dans la diphthérie, par exemple, l'enfant est empoisonné, en même temps qu'il est asphyxié par les fausses membranes qui remplissent son larynx et ses bronches. Dans les rougeoles graves tout l'organisme est atteint profondément alors que les poumons s'enflamment et deviennent impuissants à oxygéner le sang. Ces maladies générales enlèvent à l'organisme une partie de ses forces et l'empêchent de réagir contre l'altération pulmonaire, aussi produisent-elles souvent l'asphyxie.

Je ne saurais insister sur les causes qui rendent les affections des voies aériennes si graves chez l'enfant en dehors même de toute intoxication. On sait que le développement incomplet du larynx peut donner à l'inflammation la plus simple de cet organe un caractère menaçant; on sait aussi que chez l'enfant très-jeune lorsque la dyspnée apparaît et que de grandes inspirations deviennent nécessaires le thorax, trop peu résistant, s'affaisse et se déprime sous la pression atmosphérique, de telle sorte que l'effort inspiratoire est en partie perdu. Cette faiblesse du thorax est telle dans le rachitis que je dois la citer comme une cause fréquente d'asphyxie et de congestions passives. Le rachitis, lorsqu'il porte surtout sur le thorax enlève aux arcs costaux leur solidité et modifie les diamètres de la poitrine; si une dyspnée même légère se produit, les efforts d'inspiration sont impuissants à dilater le thorax qui s'affaisse et permet le retrait des poumons. On perçoit alors pendant la vie des souffles analogues à ceux de la pneumonie, et à l'autopsie on ne trouve qu'une condensation et une atélectasie dont il ne reste guère de traces quand on a insufflé l'organe.

Le tableau symptomatique de tous ces états dans lesquels domine l'asphyxie est toujours à peu près le même. La face est bouffie et violacée, les lèvres sont bleuâtres, les yeux saillants, la peau se couvre d'une sueur visqueuse, les veines jugulaires sont dilatées et présentent souvent des pulsations, la dyspnée est intense et présente des paroxysmes qui finissent par disparaître pour faire place à un état comateux ou parfois à des convulsions. Partout le système veineux est rempli d'un sang noir ou sépia; mais il est rare que nous trouvions les extravasations sanguines, les ramollissements qui, chez un enfant de quelques semaines pourraient être la conséquence de ces congestions statiques. Ces lésions ne se produisent alors que s'il existe dans les veines une coagulation qui les oblitère complètement.

Lorsque l'enfant atteint l'âge de 5 ou 6 ans, les affections cardiaques commençent à s'observer; auparavant on ne trouvait guère que des cas de difformité congénitale du cœur. Mais, à ce moment, la circulation de l'enfant diffère trop peu de celle de l'adulte pour que j'insiste davantage sur les troubles qu'elle peut présenter.

Après avoir indiqué le mécanisme des congestions veineuses dans le premier âge, il nous reste à étudier les altérations qu'elles peuvent faire naître.

Comme nous étudierons plus loin les lésions d'origine veineuse qui se produisent dans les organes les plus importants, nous nous contenterons ici d'indiquer brièvement le mode de formation de ces lésions.

LÉSIONS PRODUITES PAR LA STASE DU SANG DANS LES VEINES DES ENFANTS.

Les lésions consécutives à la stase du sang dans ses canaux se montrent avec leurs caractères les plus nets et les plus tranchés quand un caillot oblitère le calibre des troncs veineux et s'oppose au retour du sang vers le cœur. Je passerai donc rapidement sur un grand nombre de points, me réservant de les étudier à propos des thromboses veineuses.

Il est certain que le ralentissement du mouvement circulatoire et que l'engorgement du système veineux contribuent pour une part importante à la production des lésions cutanées et viscérales qui donnent à l'athrepsie son caractère de gravité; mais la stase sanguine n'étant pas le seul facteur de ces altérations, je n'en parlerai pas.

Quand une congestion passive prolongée se produit dans le système veineux de l'adulte, au bout d'un certain temps une exsudation séreuse se fait dans les mailles du tissu conjonctif, et le trouble des circulations sanguine et lymphatique aboutit à l'œdème. L'œdème peut s'observer chez l'enfant qui vient de naître. Dans l'érysipèle il est très-manifeste. Il caractérise surtout l'affection curieuse que l'on a désignée longtemps sous le nom de sclérème ou de sclérème œdémateux, et qu'il vaut mieux appeler simplement œdème des nouveau-nés. Dans l'érysipèle son origine inflammatoire est trop évidente pour que je m'y arrête ; dans l'œdème des nouveau-nés faut-il faire intervenir comme cause efficiente une stase du sang dans les veines ?

Les enfants atteints de cette maladie sont presque toujours des avortons dont le muscle cardiaque est incomplètement développé, dont la respiration se fait mal, dont les vaisseaux trop faibles et presque embryonnaires ont peu de tonicité. Mais en même temps que cette faiblesse des appareils de la circulation et de l'hématose il faut sans doute invoquer l'influence d'une excitation périphérique ou d'une paralysie vaso-motrice. L'œdème des nouveau-nés ne peut être assimilé à l'anasarque des adultes atteints d'asystolie, c'est une affection à part dont la pathogénie est encore obscure.

Il ne se forme pas d'infiltration œdémateuse dans les tissus de l'enfant atteint d'athrepsie. Bien plus, si un nouveau-né œdémateux est pris de diarrhée, son œdème disparaît avec rapidité, sa peau se sèche et finit par s'indurer. Les veines cependant sont gorgées de sang et le tégument a pris une teinte violacée; mais le sang qui distend les vaisseaux est pauvre en sérum ; au lieu de laisser sortir par exosmose sa partie liquide, il tend à prendre par endosmose les liquides ambiants. En place de l'œdème c'est donc une sorte de dessiccation des tissus qui se produit malgré la stase sanguine. Le long des vaisseaux on trouve parfois des traînées de leucocytes sortis par diapédèse, mais c'est surtout à la suite des thromboses qu'on peut étudier cette particularité.

Lorsque l'enfant est plus âgé, les causes de la stase sanguine ne sont plus les mêmes; on peut alors observer à la suite de congestions fréquentes un certain degré de bouffisure. Les enfants d'un à dix ans sont assez sujets à l'œdème, mais le plus souvent il s'agit d'anasarques cachectiques dans lesquelles la stase ne joue peut-être pas un rôle aussi capital que l'altération du sang.

Les lésions les plus importantes que puissent produire les congestions veineuses sont certainement les extravasations sanguines. Assez fréquentes au moment de l'accouchement, les hémorrhagies s'observent encore assez souvent chez le nouveau-né malade; plus tard elles deviennent rares.

Pour que les vaisseaux se rompent, quand la circulation veineuse se fait mal, il faut que la résistance de leurs parois soit inférieure à la tension du sang. L'augmentation de la tension intra-vasculaire et l'affaiblissement des canaux que traverse le sang contribueront donc à produire les hémorrhagies.

La tension du sang peut se trouver augmentée en certains points par les manœuvres qui, pendant l'accouchement, compriment énergiquement les parties fœtales gorgées de sang veineux. Lorsque la masse sanguine est épaissie et presque sirupeuse, la tension augmente avec la difficulté de la circulation.

Le fluide sanguin circule avec peine dans les parties déclives, où il s'amasse sous l'influence de la pesanteur avec d'autant plus de facilité que l'appareil cardio-vasculaire est plus faible. Cette influence de la déclivité est considérable chez le nouveau-né malade. Presque toujours c'est du côté sur lequel repose l'enfant, ordinairement le côté droit ou la partie postérieure du corps, que l'on trouve les congestions passives à leur maximum; presque toujours aussi c'est là que se produiront de préférence les hémorrhagies.

Les canaux veineux sont si larges (surtout si on les compare au calibre des artères qui leur apportent le sang), ils sont si dilatables, la tension y acquiert si difficilement un degré considérable ou même comparable à la tension artérielle, que la pression intra-vasculaire ne nous semble pas devoir être la seule cause des ruptures qui se produisent. Si les vaisseaux de l'enfant malade étaient aussi résistants que ceux d'un adulte ils ne se rompraient pas, ou se rompraient plus rarement.

La faiblesse native des vaisseaux doit donc avoir une certaine place dans l'étiologie des hémorrhagies d'origine veineuse. La plupart de ces extravasations sanguines se produisent chez des enfants faibles, nés avant terme, dont les tissus sont infiltrés par de la sérosité œdémateuse. Dans presque tous les cas où j'ai examiné les capillaires de ces enfants sur des coupes fines de la peau ou des viscères j'ai été frappé du relief que faisaient vers leur centre les noyaux des cellules endothéliales qui en constituent la paroi ; ces vaisseaux, en un mot, paraissaient être encore à l'état embryonnaire, ou tout au moins se rapprocher de cet état. On ne pouvait manquer d'être frappé de cette particularité quand on examinait comparativement les vaisseaux d'un adulte et ceux d'un avorton œdémateux.

Mais cette faiblesse native des vaisseaux est-elle la seule que l'on puisse invoquer pour expliquer la production des hémorrhagies du nouveau-né ?

Evidemment non, car le sang peut sortir des vaisseaux d'un enfant à terme, bien constitué, mais atteint d'athrepsie. Il faut donc chercher une autre cause de faiblesse dans les altérations des tissus et dans les parois vasculaires elles-mêmes. Examinons les organes où se produisent d'ordinaire les hémorrhagies, l'encéphale, par exemple. Si on coupe la substance nerveuse en tranches fines, on peut y découvrir des points stéatosés ; si on en porte un fragment sous le microscope on y trouve des vaisseaux dont les gaînes lymphatiques gorgées de graisse présentent de distance en distance des renflements, et comme des varicosités ; les parois vasculaires elles-mêmes semblent atteintes. Une altération à peu près identique peut se rencontrer dans les méninges. Ces lésions des vaisseaux doivent certainement affaiblir leurs tuniques.

Il ne faut pas tenir compte seulement des parois des vaisseaux, il faut considérer aussi l'état des tissus qu'ils traversent, tissus qui les soutiennent, et leur communiquent une partie de leur résistance. Si ces tissus sont stéatosés et ramollis, s'ils ont une consistance trop faible, les vaisseaux, moins soutenus, se rompent avec plus de facilité. C'est ce qui nous explique sans doute la production des hémorrhagies en certains points de l'organisme. Les hémorrhagies se font de préférence à la surface de l'encéphale, organe mou et imparfait, de consistance presque crémeuse qui n'est uni à la pie-mère que par des vaisseaux extrêmement faibles et friables, elles se font encore dans la capsule surrénale, organe que l'on trouve souvent ramolli à l'autopsie, ou bien à la surface du tube digestif. Elles ne se produisent dans des viscères plus résistants que si la circulation veineuse est complètement entravée par la présence d'un thrombus.

Les extravasations sanguines dues à une simple congestion ne sont pas très-abondantes dans la plupart des cas. Celles qui se forment pendant le travail de l'accouchement sont les plus considérables. Ce qui explique la faible importance des hémorrhagies veineuses, si on les compare aux hémorrhagies artérielles, c'est le peu de tension qui existe dans le système veineux, lors même qu'il est très-congestionné, et le renouvellement peu rapide du sang dans les vaisseaux engorgés.

Jusqu'à présent nous avons discuté la possibilité des ruptures vasculaires consécutivement à la stase veineuse. Est-il nécessaire qu'il y ait rupture d'un vaisseau pour qu'il se fasse une extravasation sanguine ? En étudiant les thromboses, nous verrons plus loin que l'on peut admettre la filtration, la diapédèse des globules rouges du sang à travers les parois vasculaires trop distendues ; mais cette filtration ne saurait nous expliquer la formation de foyers hémorrhagiques d'une certaine importance ; tout au plus pourra-t-on lui attribuer les suffusions sanguines légères qui accompagnent les congestions intenses. Peut-être même pourra-t-on mettre sur le compte de la diapédèse les petites plaques hémorrhagiques minces et superficielles qui occupent les parties déclives des organes; mais une hémorrhagie plus importante suppose la rupture d'un ou plusieurs petits vaisseaux.

Il nous est donc permis de conclure que les hémorrhagies, assez fréquentes dans les premières semaines de la vie, ont pour cause principale le peu de résistance des tissus et des vaisseaux à cet âge. Lorsque l'enfant aura grandi et que ses organes seront devenus plus fermes, ses vaisseaux plus soutenus et plus solides se rompront moins facilement, et les hémorrhagies d'origine veineuse deviendront de plus en plus rares. Celles qui se produiront, auront ordinairement pour cause l'obstruction d'une veine par un caillot. S'il se produit chez l'enfant au-dessus d'un an des extravasations sanguines, sans qu'il existe une oblitération vasculaire, il faudra chercher avec soin si ces hémorrhagies ne peuvent pas être mises sur le compte d'un processus irritatif.

Lorsque le sang se renouvelle mal dans les tissus qu'il doit nourrir, les éléments de ces tissus doivent s'altérer. Si la quantité de sang fournie aux organes s'amoindrit peu à peu, si le fluide sanguin n'est pas suffisamment nutritif, l'altération qui survient d'ordinaire est la dégénérescence graisseuse. Quand l'afflux sanguin est supprimé ou trop insuffisant, les organes irrigués subissent parfois une transformation plus rapide, ils se ramollissent.

La destruction en masse, la gangrène en un mot, ne s'observe guère à la suite des troubles de la circulation veineuse; j'ai vu cependant une ou deux fois, dans le cours de l'athrepsie des gangrènes assez étendues dont la cause principale semblait être la gêne circulatoire et l'engorgement des veines. Je n'insisterai pas sur ses faits, trop rares et trop mal connus.

La stéatose viscérale est le fait d'une nutrition imparfaite. La stase du sang dans les veines peut contribuer à la produire, mais seule elle ne saurait suffire à expliquer son apparition. Dans l'athrepsie, la graisse s'accumule fréquemment dans les principaux viscères, dans l'encéphale où elle persiste, dans le rein, d'où elle peut disparaître avec les progrès de la maladie, dans le foie, le cœur, etc., où sa formation ne semble pas soumise à des règles précises. Si la stéatose est très-avancée dans l'encéphale, elle peut déterminer un ramollissement à forme spéciale, le ramollissement blanc si bien décrit par M. Parrot (1). Cette altération n'est pas liée directement à la stase du sang dans les veines.

Il n'en est pas de même du ramollissement rouge que l'on rencontre dans le même organe, et dont la cause la plus nette chez le nouveau-né est un obstacle au retour du sang veineux. Dans presque tous les cas où cette lésion existe, les veines efférentes sont oblitérées par des caillots; c'est donc au chapitre des thromboses que nous l'étudierons plus spécialement. On peut voir cependant, et j'ai vu des cas de ramollissement rouge indépendants de toute obstruction veineuse. Il faut bien admettre que dans ces cas la stagnation d'une masse de sang noir et poisseux dans les veines, s'oppose à l'irrigation des éléments, au point d'en amener la destruction.

Cette altération facile de l'encéphale du nouveau-né, s'explique par le développement incomplet de son cerveau; elle ne s'observe guère au-dessus de deux mois. A partir de cette époque, on peut presque affirmer qu'un ramollis-

(1) Parrot J. Etude sur le ramollissement de l'encéphale chez le nouveau-né. Arch. de physiol. 1873.

sement rouge reconnaît une cause plus grave qu'une simple congestion veineuse, et l'on doit chercher s'il n'existe pas une oblitération vasculaire.

Je n'insisterai pas longtemps sur les troubles fonctionnels qui peuvent résulter de la stase du sang dans les veines. Un sang noir engorge les tissus et leur communique une coloration foncée, l'afflux du sang artériel et de l'oxygène qu'il apporte avec lui se trouve entravé; la nutrition est donc directement atteinte. Les sécrétions, au lieu d'être augmentées, comme dans les cas de fluxion active, sont diminuées ou supprimées, presque toujours profondément modifiées dans leur nature; les matériaux de dénutrition stagnent dans les tissus, le fonctionnement des organes est entravé. Les congestions passives aboutissent en somme à priver les tissus du sang réparateur dont ils ont besoin.

CHAPITRE II.

Des Thromboses veineuses.

Quand le sang altéré stagne dans les veines, il peut s'y coaguler spontanément.

Chez l'adulte, les caillots se forment de préférence dans les veines des membres inférieurs. L'œdème, la douleur, la dilatation des veines sous-cutanées ne tardent pas alors à indiquer l'existence de la lésion.

La *phlegmatia alba dolens*, rare chez l'enfant déjà grand, ne se rencontre jamais dans les premières semaines de la vie, et cependant les thromboses ne sont pas moins fréquentes chez le nouveau-né que chez l'adulte. Mais, ce qui fait l'intérêt de ces lésions, c'est leur siége habituel dans les veines profondes, dans les veines de l'encéphale ou du rein, et dans l'artère pulmonaire. Leur étude doit donc se rattacher à celle de quelques altérations viscérales intéressantes.

Ce chapitre sera l'un des plus importants. Nous aurons à faire un examen complet des caillots et des veines oblitérées, nous devrons chercher dans quelles conditions et pour quelles causes apparaissent les thromboses, enfin nous jetterons un coup d'œil sur le mécanisme des lésions dont elles s'accompagnent si fréquemment.

Ftude anatomique des thrombus. — On fait peu d'autopsies sans trouver dans les veines ou le sang a stagné pendant les derniers moments de la vie de longs filaments mous, d'aspect gélatineux et tremblotant, trop grêles pour remplir le vaisseau qui les contient, non adhérents.

aux parois de ce vaisseau qui s'est affaissé sur eux, irrégulièrement colorés, noirs et cruoriques dans les parties déclives, blanc jaunâtre au contraire dans les points les plus élevés. Ces concrétions ambrées sont tellement gorgées de liquide qu'elles se laissent écraser et disparaissent presque complètement quand on les presse entre les doigts. Ce sont des caillots formés après la mort. Depuis longtemps on ne les confond plus avec les concrétions que le sang a déposées pendant qu'il circulait encore.

Les veines oblitérées pendant la vie se présentent sous forme de cordons volumineux et cylindriques, légèrement renflés au niveau des confluents et des nids valvulaires, comme si elles avaient été gonflées par une injection solidifiable. Le coagulum remplit exactement le vaisseau, videmment il ne contenait pas au moment de la mort une partie séreuse qui en s'infiltrant dans les tissus voisins pût laisser les parois veineuses revenir sur elles-mêmes; il est sec, terne, et ne diminue pas notablement de volume quand on le comprime. Le poids des éléments figurés et de la fibrine qui le constituent l'emporte sur le poids d'un caillot formé après la mort dans le même vaisseau.

« Les caillots anciens, disait Th. Bonet dans son Sepulchretum, sont blanchâtres, denses, résistants, riches en fibrine. » Ils forment des masses cohérentes, peu élasiques, friables, dont la cassure a un aspect grenu. Le plus souvent ils n'adhèrent aux parois des veines que par le fait d'une juxtaposition exacte.

Si l'on ouvre ces veines selon leur longueur, et si l'on écarte les lèvres de l'incision, les caillots se décortiquent facilement et les parois vasculaires apparaissent lisses et exemptes de toute altération.

Dans le jeume âge, l'adhérence est rarement plus intime; il arrive quelquefois, cependant, qu'en essayant d'isoler un caillot on en détache des lamelles qui restent appliquées sur la tunique interne de la veine dépolie et rugueuse.

Il est plus exceptionnel encore, chez l'enfant, de trouver le thrombus intimement uni ou fondu avec les parois veineuses. En vieillissant, le caillot se calcifie : ce processus n'est pas le plus habituel chez l'adulte.

Dans quelques cas le coagulum n'oblitère qu'une partie du calibre d'un vaisseau.

Suivons à la surface du cerveau où l'observation est facile, des veines obstruées par un thrombus : nous trouvons d'abord, dans les branches de petit calibre, du sang noir et poisseux ou des filaments cruoriques assez mous ; en nous rapprochant du tronc où se rendent ces veinules nous voyons le caillot devenir graduellement plus dense plus ferme, plus élastique, en conservant une teinte noire uniforme. Plus loin il présente des stries d'un blanc grisâtre qui lui donnent un aspect moucheté ou panaché. Puis c'est une masse d'un blanc pâle, feuilletée et creusée à son centre d'une cavité remplie par un magma puriforme. Parfois la masse grise est ramollie dans son entier et forme une bouillie grumeleuse, ou bien il n'existe au pourtour d'une bouillie puriforme qu'une lame blanche, élastique, appliquée sur la paroi interne de la veine, et prise par beaucoup d'auteurs pour une fausse membrane inflammatoire. Si nous continuons à suivre le caillot dans le vaisseau qu'il remplit, nous le voyons reprendre à un moment donné sa consistance, et se terminer à l'abouchement de ce vaisseau dans un autre tronc vasculaire par un prolongement saillant, sorte de bouchon qui d'une part isole et emprisonne la matière puriforme, et d'autre part est continuellement frôlé par l'ondée sanguine.

En somme, nous venons de trouver dans les caillots deux portions bien distinctes ; une partie colorée en rouge noirâtre ou portion cruorique, et une portion d'un blanc grisâtre qui paraît plus ancienne et plus importante. La transition du caillot blanc au caillot noir se fait d'une façon insensible par l'intermédiaire d'un caillot strié de blanc, d'aspect panaché, dont les nuances sont très-variables. Comment donc sont constituées ces deux sortes de concrétions hématiques?

Parmi les auteurs qui se sont occupés des *caillots blancs*, les uns les considèrent comme le résultat de la transformation des caillots rouges qui, perdant peu à peu leur matière colorante, deviendraient de plus en plus pâles en devenant plus anciens.

Les autres, rejetant l'idee de cette décoloration progressive, admettent que les caillots blancs sont blancs dès leur formation et constitués presque exclusivement par de la fibrine, Tous, aussi bien les anatomo-pathologistes qui se contentaient de l'examen à l'œil nu, que les histologistes, insistent sur la nature fibrineuse de ces concrétions hématiques. Pour eux, la fibrine est l'élément fondamental et actif du caillot, tandis que les corpuscules figurés (globules blancs et globules rouges) qu'elle retient dans ses mailles délicates, ne sont que des éléments surajoutés dont la présence ne paraît indispensable ni à la formation ni à l'évolution de ce caillot.

Telle n'est pas l'opinion de Zahn (1), dont les recherches ont été reprises et étendues par mon collègue d'internat, M. Pitres (2). Ces histologistes prenant pour base de leur étude la formation des caillots dans les veinules de la grenouille font jouer aux globules blancs du sang un rôle prédominant. Pour eux, ce sont les leucocytes qui, en s'accumulant, forment le caillot blanc dans ce qu'il a de plus essentiel, et qui, en subissant la désintégration gra-

(1) Zahn. Untersucchungen über thrombose. Bildung der thromben. Virchow's Archiv. 1874.

(2) Pitres. Société anat. 1875, p. 42.

nulo-graisseuse, produisent la transformation puriforme. La fibrine, au contraire, pourrait être laissée de côté et n'existerait même pas dans les parties récentes des caillots blancs.

Cette conclusion qui renversait toutes les idées admises et presque traditionnelles sur la structure des thrombus méritait d'attirer l'attention. J'ai donc étudié avec soin les mêmes faits, soit sur des pièces fraîches, soit sur des pièces durcies, et je dois dire que la constitution des concrétions sanguines m'a semblé plus complexe qu'on ne l'admet d'ordinaire.

On trouve parfois dans l'encéphale des nouveau-nés, au voisinage des lésions de la pulpe cérébrale, des veinules oblitérées. Si l'on porte ces vaisseaux sous le microscope, on les trouve remplis par des leucocytes accumulés, pressés les uns contre les autres et formant bouchon dans le calibre de la veine. Ces faits ne diffèrent en rien de ce que l'on observe quand on détermine l'oblitération d'une veinule sur le mésentère de la grenouille.

Mais quand on examine les caillots des gros troncs, soit à l'état frais, par dissociation, soit après durcissement, sur des coupes minces colorées avec le picrocarminate ou l'hématoxyline, on est frappé tout d'abord par l'inégalité d'aspect que présentent les différents points de la préparation.

Ici on ne trouve que des amas de globules blancs, là, on voit des stries ou des réseaux fibrineux, ailleurs c'est une masse granuleuse,homogène, au milieu de laquelle on reconnaît avec peine quelques éléments. Cependant on ne tarde pas à remarquer que ces parties sont disposées dans un certain ordre.

Sur une coupe transversale d'un caillot blanc on distingue avec un faible grossissement une série de zones irrégulièrement concentriques, assez nettement séparées les unes des autres par les teintes différentes que leur a communiquées la matière colorante.

A la périphérie du thrombus, on voit d'abord une couche d'épaisseur irrégulière, en rapport immédiat avec la paroi interne de la veine. Dans les cas où le caillot est récent, cette couche est formée par des leucocytes agglomérés, enchassés dans un réseau fibrineux qu'on ne rend évident qu'en dilacérant la préparation.

Dans les parties plus anciennes, les éléments normaux ont disparu pour faire place à des granulations fines qui forment une masse presque homogène au milieu de laquelle se reconnaissent de distance en distance des débris de leucocytes.

En dedans de cette couche on trouve un lacis fibrineux qui contient dans ses mailles des globules blancs altérés et surtout des globules rouges décolorés et presque méconnaissables. Puis vient une nouvelle couche granuleuse, semblable à la première, mais plus irrégulièrement disposée, dessinant des anfractuosités, et bordée de nombreux globules blancs que l'action de l'hématoxyline rend parfaitement nets.

Vers le centre du caillot la stratification est très-irrégulière, on distingue difficilement dans l'intervalle des zones granuleuses des amas de fibrine et de globules rouges qui semblent placés-là pour remplir des vides ; tous les éléments sont altérés profondément, et quand le centre du thrombus est ramolli, on ne trouve en examinant la bouillie puriforme qu'il contient que de nombreuses et fines granulations au milieu desquelles se rencontrent parfois quelques globules blancs presque intacts.

Les leucocytes, on le voit, entrent pour une part considérable dans la formation des parties blanches des caillots. Ces leucocytes, sans affecter exactement la disposition en séries linéaires que beaucoup d'auteurs ont pu constater depuis Rindfleisch sur les caillots des sacs anévrysmaux, sont cependant disposés dans un certain ordre et séparés par des lits de fibrine.

Les globules rouges qui existent toujours en nombre plus ou moins considérable sont d'autant plus rares que les caillots sont plus blancs.

Dans les portions blanches qui présentent quelques marbrures rouges les hématies forment des amas qui alternent avee les masses fibrino-leucocytiques.

Les parties noires ou cruoriques des thrombus sont formées presque en totalité par des hématies.

Sur une coupe mince, on reconnaît facilement les globules rouges, serrés les uns contre les autres, et déformés par pression réciproque. Ils ont laissé transsuder leur matière colorante qui, dans certains points, forme une laque jaune rougeâtre qui les rend méconnaissables. Mais on trouve au milieu d'eux un autre élément qui tend à prédominer quand on se rapproche des parties blanches : ce sont des zones blanchâtres qui se colorent en rose par le carmin, tandis que les globules rouges sont peu modifiés par cette substance.

Ces zones sont formées par des globules blancs réunis en séries, et placés dans une gangue fibrineuse.

Elles sont irrégulièrement concentriques, ou semblent partir en divergeant d'un point de la paroi veineuse. L'accumulation des globules rouges explique facilement la coloration et l'aspect que présente le caillot dans ses portions cruoriques ; la présence de stries fibrino-leucocytiques de plus en plus épaisses nous explique les teintes rosées, grisâtres, l'aspect marbré que présentent les portions intermédiaires aux parties blanches et aux parties franchement cruoriques.

On peut conclure de ces examens que les différentes portions d'un thrombus doivent à la prédominance des leucocytes ou des hématies leurs caractères les plus importants.

Le caillot est blanc dans les points où les leucocytes forment des masses épaisses disposées en couches irrégulièrement concentriques dans l'intervalle desquelles se retrouvent quelques globules rouges décolorés. Le caillot est rouge si les leucocytes forment des bandes peu épaisses séparées par des amas de globules rouges. Il est marbré dans les points où les stries leucocytiques et les stries hématiques ont à peu près la même importance.

La fibrine se retrouvant dans tous les points ne peut être considérée comme un élément fondamental ; elle forme un lacis qui donne de la solidité et de la résistance à la concrétion ; elle fixe les éléments et les agglutine, elle complète le caillot, mais elle ne semble pas le former.

Nous chercherons plus loin à nous expliquer la formation des thrombus, a apprécier l'importance et l'ancienenté relative de leurs différentes portions, examinons maintenant leurs terminaisons.

Jusqu'où vont les caillots cruoriques ?

Pour Bidault (1) et pour M. Robin (2), les caillots se terminent par une extrémité mousse dans les petites veines, et ne se prolongent jamais jusque dans les vaisseaux capillaires. Cette opinion est très-juste, surtout si l'on donne au mot de capillaire le sens ordinaire de vaisseau sans paroi propre de nature musculaire ; cependant, la coagulation peut se propager très-loin.

Dans le rein, le thrombus ne dépasse jamais les veinules qui se trouvent à l'union de la substance corticale avec la substance médullaire, mais dans le cerveau, surtout s'il s'agit de l'encéphale d'un enfant déjà grand, on peut voir,

(1) Bidault. Thèse de Paris 1845.
(2) Robin. Traité des humeurs.

s'il existe une thrombose des sinus, les circonvolutions occupées par un pointillé noirâtre, confluent, formé en grande partie par l'oblitération des veines de très-faible calibre qui plongent dans la substance cérébrale.

Quelle que puisse être l'ancienneté de ces coagulations noirâtres que l'on doit presque toujours regarder comme récentes, il ne faut pas moins en tenir compte, car elles empêchent le sang de pénétrer dans les vaisseaux où elles se trouvent. L'obstacle au cours du sang est donc transporté par ces coagulations du tronc veineux où il siégeait primitivement jusqu'au voisinage du réseau capillaire.

Dans les veines des enfants, les caillots se propagent de proche en proche avec d'autant plus de facilité que les vaisseaux dans lesquels ils se forment sont, comme nous le verrons, des veines viscérales qui ne reçoivent guère que des communications anastomotiques insignifiantes.

Cependant, cette propagation présente des différences qu'il est souvent bien difficile d'expliquer. Tantôt elle se fait au loin et l'on est étonné de la longueur des concrétions noirâtres que l'on peut extraire des rameaux afférents à un gros tronc veineux oblitéré par un caillot blanc ; tantôt, au contraire, la propagation n'a pas lieu : le coagulum reste alors comme un corps étranger isolé dans la lumière d'une veine, et son action sur la circulation des organes est beaucoup moins directe et beaucoup moins nuisible.

Il n'est pas moins intéressant d'examiner la terminaison des caillots vers les parties centrales du système circulatoire. Depuis Virchow, on attribue une importance considérable à ces prolongements, comparés à une tête de serpent, qui font saillie dans le tronc veineux où vient s'aboucher la veine oblitérée. Ces saillies des caillots augmentant graduellement de volume par l'addition de nouvelles couches fibrino-leucocytiques et cruoriques amènent souvent l'oblitération des plus grosses veines. Quand les deux veines rénales sont oblitérées, les prolongements des thrombus se rejoignant dans la veine cave inférieure obstruent fréquemment ce gros tronc.

Ce sont encore ces prolongements qui sont la source la plus ordinaire des embolies. D'après la fréquence des thromboses veineuses chez les enfants on pourrait croire les embolies très-fréquentes à cet âge. M. Bouchut dit en effet en avoir trouvé très-souvent. Probablement il s'agissait alors d'enfants déjà grands, car chez les nouveau-nés je n'en ai pas trouvé d'exemples bien nets, et M. Parrot dit n'en avoir pas rencontré un seul cas. Pourquoi cette particularité? Sans doute parce que la circulation veineuse extrêmement ralentie n'a plus assez de violence pour détacher la tête saillante du caillot, et peut-être aussi parce que la mort arrive le plus souvent avant que cette extrémité ait eu le temps de se ramollir.

Parois des veines oblitérées. — A l'œil nu, les parois des veines oblitérées présentent des colorations qui varient avec la nature des caillots qu'elles contiennent. S'appliquent-elles sur un caillot noirâtre, elles sont uniformément teintes en rouge, ou simplement marbrées. Ces colorations, comme l'avait signalé Tonnelé, sont produites par l'imbibition de la matière colorante du sang. Dans les points où se trouvent des caillots blancs, la veine semble souvent épaissie, la paroi interne ne présente pas toujours une coloration anormale, elle reste souvent lisse; mais, si le caillot est ancien, elle est rugueuse, inégale, et retient des fragments de fibrine séparés du thrombus. Ce dépolissement de la surface interne des vaisseaux, spécial aux thromboses anciennes ne se rencontre pas très-fréquemment chez les enfants. Faut-il regarder comme un exsudat des parois veineuses ces concrétions tubuliformes qui parfois obturent incomplètement le calibre d'un vaisseau?

Ce sont plus probablement des caillots dont la partie centrale s'est ramollie et évidée, tandis que la partie périphérique a résisté au travail de désintégration et a été consolidée parfois par les éléments proliférés des parois vasculaires.

Je n'ai pas observé chez les enfants l'envahissement progressif du thrombns par des éléments conjonctifs par tis des tuniqnes veineuses; je n'ai donc pas à insister ici sur la manière dont peuvent se fusionner à la longue le tube vasculaire et la concrétion sanguine qui le remplit. Cette fusion si fréquente dans les thromboses qui surviennent chez les adultes, semble être exceptionnelle dans le jeune âge.

Il est souvent difficile de découvrir avec le microscope une altération quelconque dans les parois des veines oblitérées. L'imprégnation de l'endothélium par le nitrate d'argent m'aurait donné des renseignements précis sur l'état de la tunique interne et de son revêtement; mais elle n'a pu être faite, faute de pièces suffisamment fraîches. Je me suis donc contenté d'étudier les tuniques veineuses sur ces conpes transversales et longitudinales.

Dans les points occupés par un caillot cruorique, les parois vasculaires sont imprégnées par la matière colorante du sang qui masque les éléments; cependant on peut toujours constater que les tuniques de la veine ont leur épaisseur relative et que leurs éléments n'ont subi aucune déformation.

Au niveau des caillots blancs, anciens et grumeleux, là où l'on pourrait s'attendre à trouver des lésions très-accentuées, les altérations des tuniques veineuses m'ont paru le plus souvent très-minimes. Les éléments conjonctifs peuvent paraître dissociés par une infiltration œdémateuses et la présence de quelques leucocytes dans leur intervalle semble liée bien plutôt à cet état œdémateux des parois qu'à un processus inflammatoire.

Souvent il existe une dilatation notable des petits vaisseaux qui se ramifient dans l'épaisseur de la veine obstruée. Ces vasa-vasorum, comme l'avait remarqué Cruveilhier, sont distendus, et leur trajet est dessiné par des traînées de globules rouges empilés. De distance en distance, ils présentent des renflements, sortes de varicosités qui traduisent l'intensité de la congestion. Parfois il y a des globules rouges peu nombreux dans l'épaisseur de la tunique adventice. Ces hématies semblent être sorties par diapédèse, sous l'influence d'une pression sanguine exagérée.

Dans quelques cas, il existait un bourgeonnement actif des tuniques. La surface interne de la veine présentait des renflements formés par des éléments jeunes de tissu conjonctif rassemblés en groupes peu volumineux. Il s'agissait alors de thromboses anciennes. Un certain degré d'œdème, une congestion intense suffisent, dans le plus grand nombre des cas, à nous expliquer l'épaississement etl'artérialisation des tuniques veineuses que l'on constate au niveau des caillots anciens.

Si l'on compare ces lésions insignifiantes aux altérations de la phlébite, on est frappé de la distance énorme qui sépare les deux processus. Dans la phlébite de la veine ombilicale chez le nouveau-né, la veine dépolie et exulcérée sur sa face interne est notablement épaissie; ses parois sont infiltrées de leucocytes granuleux qui remplissent le champ de la préparation, dissocient les éléments de la tunique moyenne et de la tunique interne, et s'amassent en groupes dans la tunique adventice. Les éléments cellulaires normaux sont allongés, irréguliers, présentent des noyaux multiples ou sont déjà segmentés. L'inflammation, dans ces cas, est nette et indiscutable.

Il n'y a donc pas de lésions initiales des parois veineuses dans les thromboses que l'on rencontre chez les enfants. S'il y a altération du revêtement endothélial, on n'en a pas jusqu'à présent la preuve anatomique. Les modifications qu'ont subies les parois du vaisseau oblitéré s'expliquent parfaitement dans la plupart des cas par la stase sanguine. Si elles sont plus profondes, tout nous porte à croire qu'elles sont secondaires.

L'examen attentif des veines obstruées par des caillots nous conduit donc à conclure que les thromboses, chez les enfants, ont leur cause dans le sang, et non dans les veines.

SIÉGE DES THROMBOSES VEINEUSES CHEZ LES ENFANTS.

Après avoir disséqué les caillots et les parois des veines, nous allons aborder la partie la plus importante de l'histoire des thromboses veineuses, la partie clinique.

Où se forment les thromboses chez l'enfant? Ici nous trouvons de singulières différences entre la pathologie du premier âge et la pathologie de l'âge adulte. Quand un adulte est sous le coup d'une cachexie profonde, c'est le plus souvent aux membres inférieurs que l'on voit apparaître sous forme de *phlegmatia alba dolens* les signes d'une oblitération veineuse. Les veines du membre supérieur sont atteintes beaucoup plus rarement; quant aux veines viscérales, sinus de la dure-mère, veines rénales, etc., leur oblitération est exceptionnelle.

Chez l'enfant, au contraire, les coagulations intraveineuses, aussi fréquentes au moins que chez l'adulte, se forment presque exclusivement dans les veines viscérales.

Très-rarement elles siégent dans les veines periphériques. Les points les plus fréquemment atteints du système veineux sont :

1° Les veines rénales ;

2° Les sinus de la dure-mère et les veines de l'encéphale;

3° L'artère pulmonaire.

Le système des veines hépatiques et spléniques n'est presque jamais lésé. On ne trouve presque jamais de caillots dans les veines mésentériques. Les veines du testicule étaient oblitérées dans une de nos observations. Les veines du cou, comprimées par des ganglions, peuvent être obstruées ; chez les nouveau-nés, les caillots s'y rencontrent très-rarement : je n'en citerai qu'un seul cas.

Je ne m'occuperai pas ici des concrétions qui se forment dans le cœur, tantôt à droite, tantôt à gauche dans des conditions que je n'essaierai même pas de rappeler.

Pourquoi, chez les enfants, les thrombus se forment-ils spécialement dans les veines du rein et de l'encéphale, pourquoi se forment-ils dans l'artère pulmonaire ? J'essaierai plus loin d'en donner la raison, Qu'il me suffise maintenant de faire remarquer l'importance de lésions qui doivent intéresser les organes indispensables à trois grandes fonctions, l'encéphale, le rein, et le poumon.

ÉTIOLOGIE ET PATHOGÉNIE DES THROMBOSES VEINEUSES.

Le nom de thrombose marastique donné à la formation des caillots dans le système veineux de l'adulte, indépendamment de toute lésion des parois vasculaires, nous indique l'atteinte profonde que doivent avoir subie la vitalité de l'individu et l'activité de sa nutrition pour que cette décomposition locale du sang soit possible.

Il est donc important d'étudier dans quelles conditions se forment chez les enfants les thromboses veineuses, la façon dont elles se produisent et les rapports qui relient à la présence des coagulations oblitérantes toutes les lésions d'organes que nous aurons à passer en revue.

L'*âge* joue dans cette étiologie un rôle extrêmement important ; il suffit, pour s'en convaincre, de jeter les yeux sur le tableau suivant :

Thromboses encéphaliques.	15 cas avant l'âge de 2 mois.
	7 cas de 2 mois à 1 an.
	7 cas après 1 an.
Thromboses rénales.	42 cas avant 2 mois.
	1 cas à 4 mois.
	2 cas après 1 an.
Thromboses pulmonaires.	11 cas avant 2 mois.
	5 cas de 2 mois à 1 an.
	8 cas après 1 an.

C'est donc au-dessous de deux mois que l'on rencontre le plus souvent des coagulations dans les veines viscérales; plus tard, ces accidents deviennent moins fréquents. La thrombose rénale est presque l'apanage exclusif des nouveau-nés ; les oblitérations des canaux veineux encéphaliques et de l'artère pulmonaire se rencontrent assez souvent au-dessus de deux mois. Le sexe est sans aucune influence, nos observations portent, en effet, sur le même nombre de garçons et de filles.

Si l'âge des sujets influe d'une façon si évidente sur la fréquence relative de thromboses, c'est dans l'étude des affections propres aux différentes époques de l'enfance que nous devons chercher la raison de ce fait.

La plupart de thromboses que nous avons rencontrées chez *les nouveau-nés*, avaient pour cause l'athrepsie. Parfois, cependant, l'œdème figure à l'étiologie; mais à l'hôpital, l'œdème se termine souvent par l'état athrepsique : l'enfant après avoir perdu la sérosité qui boursoufle ses tissus, continue à s'amaigrir; la diarrhée persiste ou se montre, et la peau d'abord tendue par un liquide citrin, puis flasque et trop lâche finit par s'indurer.

L'athrepsie, cette maladie qui s'attaque à la nutrition du nouveau-né ne détermine pas toujours le dépôt de coagulations sanguines dans les veines viscérales. En étudiant son influence sur la production des congestions passives, nous avons vu le sang s'épaissir et stagner dans les veines lorsque la maladie prend une marche rapide. C'est encore dans cette forme aiguë de l'athrepsie que nous observons les thromboses, et cela parce que leur formation est intimement liée à l'altération et au ralentissement du sang. Dans les formes lentes la cyanose n'apparaît guère et l'on ne trouve que très-rarement des caillots dans les veines.

Les nouveau-nés frappés par l'athrepsie aiguë ont une physionomie spéciale : ils tombent rapidement dans l'état le plus grave : une diarrhée liquide accompagnée parfois de vomissements les épuise; la voix s'éteint, le tégument prend une teinte livide et s'indure, la cyanose devient extrême, le poids baisse très-vite et la mort arrive en quatre, cinq ou six jours, quelquefois moins. Ils ressemblent à des cholériques, et si l'on met de côté les différences nombreuses qui séparent l'athrepsie aiguë du choléra, on peut dire que ces deux maladies arrivent à produire des effets semblables, l'algidité et l'épaississement du sang.

Chez les enfants au-dessus de deux mois les conditions étiologiques sont différentes ; l'athrepsie cesse de dominer la pathologie, et d'autres maladies, fièvres éruptives, inflammations viscérales, manifestations diathésiques, font leur apparition. Jusqu'à quatre mois il est possible d'observer une forme tardive d'athrepsie à peu près semblable à celle du nouveau-né quoiqu'elle en diffère par la résistance déjà plus grande des sujets, et peut-être aussi par une certaine prédominance des accidents viscéraux. Mais, à côté de ces faits isolés, nous relevons dans nos observations des maladies qui auront leur plus grande fréquence chez l'enfant plus fort et sur lesquelles je n'insisterai pas ici Cet âge de deux mois à un an, aussi bien au point de vue pathologique qu'au point de vue physiologique, est un âge de transition pendant lequel l'enfant tend à isoler son existence de celle de sa mère, ressent moins fortement l'insuffisance ou l'absence du lait maternel et s'accoutume aux aliments d'un autre âge. Peu à peu le tube digestif perd sa prédominance et les autres appareils de plus en plus parfaits sont, par leur fonctionnement plus actif, de plus en plus exposés à devenir malades.

Enfants au-dessus d'un an. — Indiquer les maladies des enfants au-dessus d'un an dans lesquelles apparaît la thrombose veineuse, c'est faire le tableau de toutes les affections qui produisent une altération profonde du sang. troublent la circulation, et conduisent les malades à la cachexie. Je passerai rapidement en revue ces états morbides. En première ligne il faut placer les maladies fébriles et surtout la rougeole.

Si la rougeole n'a pas une gravité très-grande chez l'enfant de 5 à 6 ans et au-dessus, même à l'hôpital, elle est, au contraire, très-grave chez l'enfant d'un à trois ans que l'on soigne dans les crèches. Si l'on songe que dans ces rougeoles malignes, outre l'altération du sang et l'épuisement produits par une fièvre intense, il existe presque toujours dans les poumons des foyers inflammatoires qui entravent l'hématose et la circulation, on ne s'étonnera pas de l'apparition des thromboses.

Les coagulations se forment dans cette période où l'enfant au lieu de retrouver ses forces tombe dans un état de langueur et de prostration qui aboutit souvent à la mort.

Les thromboses sont plus rares à la suite de la scarlatine ou de la variole ; j'en rapporte cependant quelques exemples.

Leur formation, à la fin de la fièvre typhoïde, de la fièvre intermittente et de l'érysipèle, a été signalée par un grand nombre d'auteurs.

La diphthérie, cette maladie si grave, si affreusement toxique, qui tantôt apparaît chez un enfant sain, tantôt survient chez un convalescent, la coqueluche, lorsqu'elle traîne et s'éternise, que les poumons sont obstrués par des exsudats inflammatoires,que les fonctions digestives troublées sont insuffisantes à subvenir aux besoins de l'organisme, peuvent conduire l'enfant au même degré d'abattement que les fièvres les plus intenses et favoriser la formation des caillots dans les veines.

A côté de ces maladies générales, qui intéressent d'emblée tout l'organisme, on rencontre souvent des affections qui, limitées d'abord à un seul organe, finissent par entraver suffisamment le mouvement nutritif pour conduire à une cachexie plus ou moins rapide. Lorsque la bronchiopneumonie devient chronique on voit l'enfant s'émacier, la respiration s'embarrasser de plus en plus et finalement la cyanose apparaître. L'épuisement et la stase sanguine concourent alors à produire des thromboses cachectiques Ces lésions peuvent avoir pour cause les désordres intestinaux qui se traduisent par une diarrhée chronique incoercible ou par les évacuations profuses du choléra infantile.

Les pneumonies chroniques, les diarrhées qui reviennent à chaque instant, indiquent souvent un état diathésique fâcheux, la tuberculose. Nous devons dire deux mots de l'influence de cette maladie sur la formation de certaines coagulations intra-veineuses. Si la tuberculose envahit les méninges, l'irritation que font naître les granulations peut se propager jusqu'aux sinus et en amener l'oblitération ; mais toutes les thromboses des sinus que l'on rencontre chez les tuberculeux n'ont pas cette origine et j'en ai vu qui ne reconnaissaient d'autre cause que la cachexie.

Je pourrais rapprocher de l'action débilitante de la tuberculose l'influence des suppurations prolongées. Certaines maladies, le rachitisme qui donne aux affections pulmonaires une gravité spéciale, la syphilis qui rend l'enfant cachectique, peuvent encore favoriser l'apparition des thromboses.

En somme, toutes les maladies que nous venons de passer en revue amènent la formation des caillots dans les veines en conduisant le jeune malade à un état grave de cachexie, et en produisant des lésions viscérales qui entravent l'hématose ou favorisent la stagnation du sang.

La cachexie peut se produire en dehors de toute maladie, sous l'influence seule du défaut d'alimentation. Aussi voit-on parfois ces enfants à face pâle et ridée, à peau sèche, à membres grèles ou œdémateux, à ventre gros, qui sont épuisés par la misère, présenter les accidents qui suivent d'ordinaire les maladies graves, et parmi ces accidents la coagulation du sang dans les veines.

Causes directes de la thrombose. — Pour qu'un caillot se forme pendant la vie dans les vaisseaux, il faut, dit M. Vulpian (1), dans son cours de la Faculté, qu'il y ait : 1° arrêt ou ralentissement de la circulation ; 2° affaiblissement ou cessation de l'influence qu'exercent sur le sang les parois des vaisseaux. Cette seconde condition pour M. Vulpian est plus importante que la première,

(1) Vulpian. Cours de la Faculté 1875. Leçons recueillies par A. Paulier.

M. Robin, dans son Traité des humeurs, s'exprime en ces termes : S'il y a coagulation dans les veines, c'est chez les individus cachectiques, et, dans ces cas, il faut attribuer un rôle important aux altérations de la *plasmine.* »

Virchow donne une certaine importance à l'augmentation du nombre des globules blancs du sang.

Ainsi, pour expliquer la formation des thrombus dans les veines, on a invoqué trois causes :

1° Le ralentissement ou la stase du sang dans ses canaux ;

2° L'altération des parois vasculaires;

3° L'altération du sang (1).

Stase du sang. — L'influence du ralentissement du sang sur la production des caillots a été depuis longtemps admise. On connaît l'opinion de Laënnec sur ce point (2). Sans accorder à la stase sanguine une importance exagérée, on doit remarquer que les thrombus se forment en effet dans les points où le sang circule mal. Le plus souvent, le cours du sang veineux est partout ralenti, mais dans certains points la circulation est plus entravée que dans le reste de l'arbre vasculaire.

La réplétion exagérée de tout le système veineux qui explique la cyanose des malades peut être attribuée à

(1) Je ne parlerai pas des troubles de l'innervation dont M. Ranvier a signalé l'importance : je n'aurais rien de spécial à en dire chez l'enfant.

(2) La stase du sang par suite d'un obstacle apporté à son cours, suffit à elle seule à en produire la concrétion, et à déterminer la formation d'un coagulum de fibrine organisable ; toutes les causes propres à amener la stase générale ou partielle du sang, et particulièrement, les obstacles à la circulation, les syncopes prolongées et réitérées, peuvent amener le même résultat.

l'affaiblissement de toutes les forces vitales. Le cœur, graisseux et dégénéré ou trop faible, se contracte mal, les vaisseaux périphériques ont perdu leur tonicité et se laissent distendre sans réagir, le sang, trop épais dans certains cas, et trop riche en globulès, surtout en globules blancs, traverse avec peine les réseaux capillaires, ce qui diminue d'autant la *vis à tergo* qui le pousse dans les veines, la respiration se fait mal, et l'effort inspiratoire n'est plus suffisant pour appeler vers le cœur la masse du sang noir qui remplit et engorge le système veineux. Toutes ces causes concourent dans des proportions variables, selon les cas, à produire une stase générale du sang.

Les causes locales de la stase sanguine ont une influence plus directe sur la formation des caillots, et doivent être étudiées avec quelques détails.

En première ligne, je devrais placer les compressions exercées sur les veines par des organes malades; mais les thromboses cachectiques se forment le plus souvent sans qu'on puisse invoquer cette cause; je n'en dirai donc que quelques mots.

Dans une observation de Tonnelé, nsus voyons des masses tuberculeuses comprimer la jugulaire et la veine cave supérieure, déterminer le dépôt d'un caillot dans ces veines et l'extension de ce caillot jusque dans les sinus de la dure-mère. Cette compression locale, exercée sur une veine par le développement anormal d'un organe ou par des productions néoplasiques, a une certaine importance; il ne faudrait pas cependant la regarder comme une cause certaine de thrombose. Il n'est pas très-rare de trouver en amont d'un obstacle de ce genre un retrait et une atrophie des tuniques veineuses, sans qu'il existe aucune trace d'oblitération ancienne ou récente par un caillot. C'est que, dans ces cas, le calibre de la veine n'a été resserré que peu à peu et que la dilatation progressive des veines collatérales a pu suffire à compenser la suppression du vaisseau malade.

Il me semble plus important d'insister sur les lésions qui précèdent l'apparition des thromboses, et de montrer l'influence que peuvent avoir ces lésions sur le cours du sang.

Le rein est l'organe dans lequel les coagulations se déposent de préférence chez les enfants athrepsiés. Or, cet organe présente un mode spécial de circulation. Le sang n'arrive dans son réseau capillaire, puis dans ses veines qu'après avoir traversé un appareil compliqué, le système des glomérules ; si donc l'aspiration thoracique se fait mal, la stase se produira facilement dans la veine émulgente. Cette disposition anatomique ne constitue qu'une prédisposition aux congestions passives; mais, que l'on examine attentivement le rein d'un enfant qui vient de succomber à l'athrepsie aiguë : on verra les tubes de la substance corticale (c'est-à-dire de la portion essentiellement artérielle de l'organe), gorgés de cellules altérées ou de gouttes huileuses qui les distendent comme des boudins. Entre ces tubes, et dans les glomérules, la circulation est singulièrement entravée dans les vaisseaux capillaires ; car, dans les congestions les plus intenses, alors même que des ruptures vasculaires se produisent dans la substance médullaire, on voit à peine ces vaisseaux se dessiner. Cet étouffement des capillaires de la substance corticale, signalé déjà par mon ami, M. Landouzy, dans une présentation à la Société anatomique, est certainement une des causes les plus importantes de la stase du sang dans le système veineux du rein. L'angle d'incidence défavorable sous lequel la veine rénale s'abouche dans la veine cave, la déclivité, sont encore des conditions qui peuvent favoriser la formation des caillots. Ces thromboses pourraient être comparées à celles que Rayer a signalées dans les reins des individus atteints de néphrite parenchymateuse.

Passons maintenant aux causes locales de la stase sanguine dans les canaux veineux de l'encéphale. Dans la masse cérébrale encore incomplètement développée du nouveau-né, il existe un réseau capillaire très-délicat et très-étendu, peu d'anastomoses entre les artères et entre les veines, et souvent, dans l'athrepsie, de la stéatose. Les brusques courbures que subissent les vaisseaux au niveau de l'abouchement des veines ou des sinus dans des troncs plus gros, les changements de calibre des vaisseaux, les tractus qui traversent les sinus contribuent encore à ralentir le cours du sang. De chaque côté du pressoir d'Hérophile, les sinus latéraux présentent très-souvent un certain degré de rétrécissement qui, joint au changement de direction que subit le sang dans ce point, peut favoriser la coagulation dans la partie postérieure du sinus longitudinal supérieur et dans les sinus latéraux où elle se fait fréquemment. Ces causes sont secondaires si on les compare à l'influence de la déclivité. Dans l'encéphale comme partout ailleurs, le sang tend à stagner dans les parties déclives ; il s'amasse alors dans des canaux volumineux où il se coagulera facilement. Cette influence de la déclivité et du décubitus est toujours extrêmement manifeste.

La formation des caillots dans l'artère pulmonaire au voisinage presque immédiat du cœur a paru un fait si anormal que plusieurs auteurs l'ont niée. Les observations sont trop précises pour nous permettre d'attribuer aux concrétions dont nous ne donnerons qu'une description sommaire, une origine embolique. Mais comment concilier l'apparition de ces caillots avec le mouvement communiqué par la force impulsive du ventricule droit ? Le cœur est le plus souvent atteint ; le ventricule droit, distendu comme le reste du système veineux, dont il ne semble être qu'un renflement se contracte péniblement, et le poumon plus ou moins altéré se laisse difficilement traverser par la masse sanguine. L'importance de la gêne circulatoire est très-évidente lorqu'il existe antérieurement à la thrombose des altérations profondes du parenchyme pulmonaire,

Je ne saurais insister plus longtemps sur ces faits sans faire de trop fréquentes incursions dans le champ des hypothèses; cependant, on peut conclure des quelques exemples que je viens de citer que la stase sanguine joue un rôle très-important dans la formation des thromboses. Si un caillot se dépose en tel point plutôt qu'en tel autre, c'est qu'il existe une cause locale qui l'appelle là plutôt qu'ailleurs.

Altération des parois vasculaires. — Jusqu'à présent on ne connaît pas de lésions des parois vasculaires en rapport avec la formation des thromboses marastiques. Si ces lésions existent, elles doivent être très-minimes. M. Parrot a noté une ou deux fois une transformation graisseuse des parois des veinules au voisinage immédiat des foyers de stéatose encéphalique. Il est impossible de généraliser ces faits et de leur accorder une importance que M. Parrot ne leur jamais donnée.

Altérations du sang. — J'ai indiqué plus haut les altérations du sang dans l'athrepsie des nouveau-nés. Dans l'athrepsie aiguë le sang est épais, poisseux et concentré, les globules rouges sont plus nombreux et semblent plus volumineux, la proportion des leucocytes est notablement accrue.

A un âge plus avancé, lorsque l'enfant succombe dans la cachexie qui suit une maladie grave, la composition du sang a-t-elle subi les mêmes modifications? *A priori* on peut avancer le contraire ; en effet, dans un cas c'est le cyanose et la stase sanguine qui dominent; dans l'autre c'est la pâleur, la décoloration des téguments et des muqueuses. Si la cyanose survient dans ce dernier cas, c'est un accident ultime résultant de la stase du sang dans les poumons ou de l'asphxxie qui en est la suite. Chez l'enfant cachectique la diminution du nombre des globules rouges, l'augmentation du nombre des leucocytes et l'accroissement du principe coagulable, état désigné par Vogel sous le nom d'inopexie semblent exister dans tous les cas.

Comment donc le sang peut-il se coaguler dans des conditions aussi dissemblables? C'est là une question que je n'essaierai pas de résoudre. Cependant, si l'on tient compte de l'augmentation du nombre des leucocytes qui semble à peu près constante, on se sent entraîné vers l'opinion de Virchow qui, dans sa pathologie cellulaire, soutient que la présence d'un grand nombre de globules blancs favorise la formation des thrombus.

Les modifications des matières albuminoïdes, (de la séro-plasmine), sont trop peu connues pour que j'en parle. Quoi qu'il en soit, les altérations du sang jouent un rôle considérable dans la formation des tromboses. Le sang se coagule dans les points où il stagne, mais il se coagule surtout s'il est modifié ou si les vaisseaux sont lésés.

Formation des caillots. — Il n'est pas facile de se rendre un compte exact de la façon dont naissent les coagulations intra-veineuses. Dans les veinules de l'encéphale on peut surprendre parfois le processus arrêté dans sa marche et l'étudier assez facilement. Les résultats de cette étude confirment ceux que Zahn obtenait sur des grenouilles et que M. Pitres a généralisés. Il se forme des amas de leucocytes qui stagnent le long des parois vasculaires, s'arrêtent et constituent un bouchon.

L'étude des caillots qui occupent les gros troncs semble indiquer qu'ils se forment de la manière suivante : sous l'influence de la stase du sang, les globules blancs dont la proportion est augmentée s'arrêtent en certains points le long des parois des veines ; ils forment là une sorte de corps étranger sur lequel se déposent des filaments fibrineux; d'autres globules blancs s'arrêtent et se fixent sur le caillot commençant dont les anfractuosités se remplissent de fibrine et de globules rouges. Le caillot s'accroît ainsi peu à peu, couche par couche, jusqu'à ce que le calibre du vaisseau soit considérablement rétréci ou même oblitéré.

C'est ainsi que se forment très-probablement les parties blanches des thrombus. La teinte de ces concrétions n'est pas due exclusivement à une décoloration des éléments du sang ; les globules rouges en s'altérant perdent leur matière colorante, mais celle-ci ne se détruit pas, elle persiste sous forme de granulations colorées. Formés en grande partie de leucocytes les caillots blancs ont un rôle véritablement actif dans le mécanisme de l'oblitération des vaisseaux. Quand, par le dépôt successif de couches fibrino-leucocytiques ils ont obturé le calibre d'une veine, celle-ci se trouve dans les mêmes conditions que si elle avait été liée; des caillots cruoriques se déposent sur l'obstacle et s'étendent de proche en proche jusque dans les petites veines. Consécutifs à l'arrêt du courant sanguin, ces caillots noirs sont donc essentiellement passifs.

Le ramollissement des thrombus a été bien expliqué, aussi n'insisterai-je pas sur ce point. Les éléments du coagulum ne s'organisant pas doivent se ramollir par le fait d'un désintégration granulo-graisseuse qui occupera les portions les plus anciennes et qui atteindra surtout les éléments les plus éloignés des parties auxquelles ils pourraient emprunter leur nourriture et leur oxygène.

Il est intéressant de comparer les thromboses de l'enfance avec celles qui appartiennent à la pathologie de l'adulte et du vieillard.

Chez l'adulte, les coagulations se forment surtout dans les membres inférieurs; pourquoi n'ont-elles pas le même siége de prédilection chez l'enfant? Sans doute parce que a circulation du membre inférieur présente des différences notables à ces deux âges de la vie. Les membres inférieurs d'un homme sont relativement plus longs et plus développés que ceux d'un nouveau-né : le réseau capillaire des extrémités inférieures est beaucoup plus éloigné du centre circulatoire, et le retour du sang, d'autant plus difficile que le trajet à parcourir est plus long, est considérablement gêné par la position ordinairement déclive des membres. Dans la station verticale, la masse sanguine qui remonte vers le cœur lutte contre la pesanteur; aussi, malgré les valvules qui tendent à régulariser son cours, la voit-on stagner toutes les fois que l'impulsion cardiaque devient trop faible. Si les veines sont variqueuses cette stase est encore plus accentuée. Ajoutons à ces causes la pression des anneaux ligamenteux plus rigides chez l'adulte que chez l'enfant, le voisinage d'organes abdominaux malades qui peuvent comprimer les veines iliaques ou propager jusqu'à elles des coagulations nées dans leur intérieur, et nous comprendrons pourquoi les thromboses occupent ordinairement les membres inférieurs.

Le moindre développement des jambes de l'enfant, l'intégrité de ses veines, sa position rarement verticale, nous permettent d'affirmer que chez lui il n'y a aucune raison pour que les caillots se déposent dans ses veines fémorales plutôt qu'ailleurs. Nous trouvons au contraire dans plusieurs de ses organes, dont l'appareil circulatoire est encore imparfait, des lésions profondes et étendues qui entravent le cours du sang; c'est donc là que se formeront les coagulations. On peut dire, en faisant abstraction de l'âge, que le sang altéré se coagule dans les points où il circule le plus difficilement.

Comparons maintenant les conditions morbides dans lesquelles se forment les thromboses aux différents âges.

L'enfant a besoin de grandir et de s'accroître en même temps que de se soutenir; il perd s'il n'augmente pas; aussi, sous l'influence d'une alimentation vicieuse ou insuffisante, sa nutrition est-elle promptement altérée. Les symptômes de dépression les plus graves surviennent chez le nouveau-né avec une rapidité que l'on observe à peine chez l'adulte à la suite de déperditions alvines extrêmement abondantes, dans des états d'une gravité extrême, dans le choléra par exemple. L'athrepsie, chez l'enfant, loin d'être rare est un processus commun, une conséquence fréquente d'un régime mal dirigé.

S'il suffit chez le nouveau-né d'une erreur d'alimentation pour produire l'athrepsie et ses conséquences, chez l'enfant d'un an à dix ans il faut une cause plus sérieuse pour amener la cachexie, il faut une fièvre grave, suivie d'une convalescence pénible, une affection inflammatoire sérieuse greffée sur un état diathésique fâcheux, une misère physiologique prolongée.

Chez l'adulte, dont les besoins sont moindres puisqu'il lui suffit de s'entretenir dans un état stationnaire, l'altération du sang et la débilité générale qui prédisposent à la thrombose sont ordinairement lentes à survenir. C'est chez les tuberculeux, depuis longtemps malades, chez les cancéreux, chez les femmes épuisées par une grossesse et une perte de sang que l'on voit se former des coagulations dans les veines.

Les thromboses marastiques, comme les appelle Virchow, ne se montrent donc pas chez les enfants dans des conditions autres que chez les adultes; mais leur fréquence relative, et la plus ou moins grande rapidité de leur formation, sont liées à l'état de résistance de l'individu. Les lois qui régissent la pathologie infantile sont les mêmes que celles qui régissent la pathologie de l'homme fait; mais des organismes chétifs et incomplètement formés seront plus rapidement altérés que des organismes solides, arrivés à leur entier développement.

DES LÉSIONS PRODUITES PAR LES THROMBOSES VEINEUSES.

La plupart des coagulations sanguines que nous avons étudiées ont pour siége des veines peu pourvues d'anastomoses, recevant tout le sang qui s'échappe d'un organe ou commandant la circulation de tout un département d'un parenchyme. Ce fait explique la fréquence et la gravité des lésions qu'elles peuvent faire naître. Nous étudierons ces lésions en détail dans un autre chapitre, contentons-nous maintenant de chercher comment elles se produisent.

« Le premier effet d'un obstacle au cours du sang dans les veines, dit Cruveilhier (1), c'est la dilatation des veines collatérales. » Quand ces collatérales ne suffisent pas au rétablissement du cours du sang, la tension augmente graduellement dans les rameaux veineux qui se rendent au tronc oblitéré.

La *congestion* est donc le premier phénomène qui doit s'observer à la suite d'une thrombose. La sang, continuellement poussé par la *vis à tergo*, se buttant contre un obtacle, stagne et distend toutes les branches veineuses placées en amont de cet obstacle. La tension augmente dans ces vaisseaux jusqu'à ce qu'elle soit assez forte pour obliger le sang qui arrive à prendre une autre voie. Si l'apport est faible, la vis à tergo presque nulle, et le thrombus peu ancien, la congestion sera peu marquée.

(1) Cruveilhier. Anatomie pathol., t. II, p. 345.

L'œdème est, chez l'adulte, un accident presque constant à la suite de l'oblitération des veines. Chez le nouveau-né, il a moins d'importance, et cela non parce que les caillots siégent dans les veines des viscères (car l'œdème du cerveau, du rein et du poumon sont des lésions assez fréquentes), mais parce que, dans l'athrepsie, l'élément liquide du sang, très raréfié, ne transsude pas en grande quantité, même sous l'influence d'une pression exagérée.

Si le plasma transsude peu, l'élément actif et migrateur du sang, le leucocyte sort au contraire avec facilité. Les globules blancs se déposent alors le long des vaisseaux et forment des traînées que l'on pourrait prendre pour des traînées purulentes. C'est ainsi qu'il faut sans doute expliquer la présence, le long des vaisseaux, de ces amas de leucocytes que nous avons rencontrés plusieurs fois dans les cas d'oblitérations veineuses ou dans les congestions passives intenses.

Lorsqu'un thrombus arrête le sang dans une veine dépourvue de collatérales, la tension peut devenir telle dans les veines situées au-dessus de la lésion qu'il se produise des extravasations sanguines. Ces extravasations peuvent être dues à une simple filtration des éléments du sang à travers les parois vasculaires, ou bien à des ruptures; c'est dans ces cas seulement que l'on constate de véritables hémorrhagies.

La filtration des éléments du sang (globules blancs et globules rouges) est bien connue depuis les expériences de Cohnheim. Quand on a lié la veine crurale d'une grenouille curarisée, on ne tarde pas à voir dans la membrane interdigitale étalée sous le microscope, les globules rouges s'arrêter, distendre les vaisseaux capillaires et les veinules, puis traverser la paroi vasculaire un à un, pour se répandre dans l'épaisseur de la membrane. Une semblable filtration ne donnera pas lieu à une hémorrhagie abondante, mais elle pourra produire les suffusions sanguines et les taches ecchymotiques qui accompagnent souvent les congestions intenses.

Quand de larges foyers hémorrhagiques occupent les méninges, les capsules surrénales, etc., il faut bien admettre qu'en certains points des vaisseaux rompus on laissé au sang un libre passage. Pour que les hémorrhagies qui se produisent dans un organe y forment des foyers d'un certain volume, il faut que les tissus se laissent facilement envahir ou dilacérer; car le sang veineux n'a jamais une très-forte tension. C'est pourquoi nous les rencontrons surtout dans les méninges, dans les ventricules cérébraux, dans les capsules surrénales, etc. Si les organes sont plus résistants, plus denses, comme le rein, le sang ne se collectera pas en foyer, il se formera une simple infiltration sanguine dans l'intervalle des éléments plutôt dissociés que détruits. Les tissus du nouveau-né sont moins fermes et moins résistants que ceux de l'enfant plus âgé, aussi les hémorrhagies s'observent-elles surtout dans les premières semaines qui suivent la naissance.

Suffit-il qu'il y ait en un point d'une veine plus ou moins volumineuse, un caillot oblitérant pour qu'une hémorrhagie puisse se produire? Dans tous les cas où nous avons rencontré des extravasations sanguines consécutives à des thromboses, il était facile de suivre la coagulation jusque dans les veinules où elle était de nature cruorique. Cette particularité aussi nette dans tous les cas de thrombose encéphalique que dans les cas de thrombose rénale, ne m'a pas semblé sans importance. Cruveilhier (1) disait, dans son Traité d'anatomie pathologique : « La phlébite oblitérante des petites veines a pour

(1) Cruveilhier. Anat. pathol., t. II, p. 354.

conséquence une hémorrhagie. » Laissons de côté le terme de phlébite qui pour le cas présent n'est pas admissible ; mais notons cette relation entre l'oblitération des veinules et l'apparition des hémorrhagies, observée par un anatomo-pathologiste comme Cruveilhier, et vérifiée chez l'enfant par des observations assez nombreuses. Certainement il y aurait exagération à dire que toutes les thromboses propagées jusqu'aux veinules sont suivies d'hémorrhagies ; je m'inscrirais en faux contre cette proposition, et je pourrais citer contre elle un certain nombre de faits ; mais il n'est pas moins vrai que dans tous les cas où l'hémorrhagie avait été la conséquence de l'oblitération veineuse, il était possible de suivre les thrombus jusque dans les petites veines au voisinage du réseau fragile des capillaires.

Comment peut s'expliquer l'influence ainsi restreinte de l'oblitération des veinules ?

Quand on lie l'artère d'un membre, la circulation se trouve plus ou moins modifiée par l'arrêt du sang dans ce vaisseau ; mais on ne voit pas se produire de foyers hémorrhagiques étendus. Si au contraire on oblitère une artériole en y faisant pénétrer une graine de tabac ou un autre corpuscule de petit volume, après un moment d'anémie passagère, il se produit dans le département de l'organe qui recevait le sang du rameau artériel oblitéré une congestion intense suivie parfois d'une véritable infiltration hémorrhagique.

De même, quand une grosse veine est obstruée par un thrombus peu ramifié, d'ordinaire les troubles circulatoires ne dépassent pas un certain degré de congestion avec ou sans œdème ; tandis que des lésions plus graves auront chance de se produire si l'obstacle siége dans des veinules très-peu pourvues d'anastomoses. Il semble alors que cet obstacle exerce son action d'une façon plus immédiate sur le réseau capillaire.

Lorsqu'un corps oblitérant occupe une artériole, il est possible que celle-ci subisse des altérations qui contribuent à la production des hémorrhagies. Cette hypothèse vraisemblable pourrait peut-être trouver ici son application, mais je ne saurais en donner la preuve anatomique.

L'oblitération des artères de l'encéphale produit des ramollissements. Nous verrons plus loin la même altération se montrer fréquemment à la suite de l'occlusion des veines. Les lésions anatomiques sont à peu près semblables dans les deux cas; comparons donc le mécanisme de leur production.

Lorsqu'une artériole de l'encéphale est bouchée par un corps embolique, on voit se produire presque immédiatement une augmentation de volume avec rougeur de la partie qui reçoit le sang de ce vaisseau. Cette rougeur et cette augmentation de volume sont regardées depuis Rokitansky comme le résultat d'une fluxion collatérale. Bientôt, sous l'influence de l'immobilisation de ce sang qui stagne et ne se renouvelle plus, les éléments se nécrobiosent, se désagrégent et le ramollissement se fait. Si le caillot occupe une veine, la congestion est directe, au lieu d'être collatérale, la stase est encore plus facile à expliquer que dans le cas précédent, sans qu'il soit nécessaire de recourir à des hypothèses; on comprend donc que le ramollissement puisse encore se faire.

Dans les deux cas, le sang ne se renouvelle plus dans une étendue variable du cerveau, la pression augmente dans les vaisseaux qui laissent le sang s'infiltrer dans les gaînes: les éléments ne recevant plus à chaque instant un aliment nouveau souffrent et deviennent granulo-graisseux; en même temps, il sort des vaisseaux une sérosité mêlée de globules blancs et de globules rouges qui émulsionne les produits de la désintégration des éléments et complète le ramollissement.

Ce mécanisme semble si simple qu'on est tenté de se demander pourquoi cette lésion n'est pas la conséquence fatale de toutes les oblitérations veineuses? Le ramollissement se produit presque certainement quand une artériole du cerveau est obstruée, parce qu'il n'existe pas entre les artérioles encéphaliques d'anastomoses importantes. Les veines, au contraire, surtout les gros troncs, présentent, en beaucoup de points, des voies collatérales qui permettent au sang de refluer dans une autre direction, et diminuent l'influence de l'obstacle qui s'oppose à son cours.

L'importance des anastomoses pour expliquer l'absence des lésions dans un assez grand nombre de cas ne saurait nous échapper; on ne conçoit pas quels troubles pourrait produire dans un organe mou et friable l'oblitération d'une veine volumineuse si des voies collatérales assez larges n'annihilaient pas l'effet de cette lésion. C'est surtout parce qu'il existe entre les veines des anastomoses qui leur permettent de se suppléer réciproquement que les oblitérations de ces vaisseaux sont en général moins graves que les oblitérations artérielles.

Nous trouverons plus loin trois cas dans lesquels la thrombose veineuse paraît avoir été la cause occasionnelle de la suppuration des reins. Il faut tenir plus grand compte des conditions dans lesquelles se trouvaient alors les enfants que de la lésion veineuse elle-même. La suppuration semble due à l'état du terrain sur lequel elle s'est développée; la thrombose n'a probablement fait qu'entraver le cours du sang dans des organes déjà malades, et cette gêne circulatoire qui ne se traduit dans certains cas que par une congestion ou une hémorrhagie interstitielle, a déterminé ici un ramollissement de l'organe et la formation du pus, parce que les conditions locales et générales étaient aussi mauvaises que possible. Je ne crois pas qu'il soit beaucoup plus difficile de comprendre la suppuration dans ces cas que lorsqu'il existe une oblitération artérielle.

Après avoir étudié les conditions dans lesquelles le sang stagne, les causes de sa coagulation et la nature des lésions qui peuvent être la conséquence de ces troubles de la circulation, nous allons examiner rapidement les lésions d'origine veineuse les plus importantes. Dans certains organes, elles ont une fréquence et une gravité spéciales. C'est donc là que nous les étudierons.

Nous allons faire rapidement le tableau des lésions de l'encéphale, du rein et du poumon, auxquelles on peut attribuer chez l'enfant une origine veineuse.

CHAPITRE III.

Des lésions encéphaliques d'origine veineuse.

L'étude des thromboses et des congestions passives du système veineux nous a conduits à signaler des lésions en foyers qui naissent dans certains viscères de l'enfant sous l'influence de la gêne circulatoire. Les hémorrhagies et les ramollissements sont les plus importantes de ces lésions. Presque toujours l'encéphale nous a servi d'exemple quand nous avons cherché à nous rendre compte de leur mécanisme, et cela parce que, dans le cerveau, elles sont plus nettes et plus fréquentes que partout ailleurs.

Les altérations causées par une thrombose sont, en général, plus graves que les désordres produits par une simple stase sanguine ; de plus, elles portent encore le cachet de leur origine. Le thrombus reste dans les vaisseaux comme une preuve matérielle du trouble circulatoire qui a déterminé l'apparition des lésions voisines. Les congestions, au contraire, peuvent disparaître à un certain moment ; les désordres qu'elles ont fait naître se montrent alors isolés de leur cause, et peuvent sembler difficiles à interpréter.

Il nous paraît donc indispensable de commencer l'étude des lésions encéphaliques propres à l'enfant, par l'examen des thromboses des veines intra-crâniennes. Quand nous aurons fait une analyse complète des altérations qu'elles peuvent causer, nous chercherons quelles sont, chez l'enfant, les lésions d'origine vasculaire qui ont des caractères semblables, qui occupent les mêmes points, et qui peuvent être rattachées à un même processus, la gêne de la circulation du sang dans les veines.

THROMBOSES DES SINUS DE LA DURE-MÈRE ET DES VEINES ENCÉPHALIQUES.

Presque tous les observateurs qui ont rencontré des caillots oblitérants dans les sinus de la dure-mère, ont recueilli ces faits sur de jeunes sujets. Le premier ouvrage complet sur ce point est le mémoire de Tonnelé, 1829 (1). Deux observations de Burnet (2) et un rapport de Cruveilhier (3) viennent ensuite. Rilliet et Barthez font, plus tard, un tableau succinct de la phlébite des sinus, citent quelques observations, et insistent sur l'impossibilité de reconnaître la lésion pendant la vie. L'anatomie pathologique de Cruveilhier et son atlas contiennent deux belles observations et deux bonnes planches.

Jusqu'alors le mot de phlébite est seul employé. Dans le travail de Gerhardt (4) nous trouvons établie la relation fréquente qui existe entre la diarrhée, le muguet, l'amaigrissement des nouveau-nés et la formation des thromboses dans les sinus. Je passe sous silence une foule de faits isolés pour arriver au mémoire important de Von Dush (5) qui rassemble 58 observations et divise les thromboses des sinus en deux classes, suivant qu'elles sont consécutives à une inflammation de voisinage ou qu'elles dépendent d'une débilité cachectique de l'individu.

Dans les thèses de MM. Lancereaux (6) et Bucquoy (7)

(1) Tonnelé 1829. Mémoire sur les maladies des sinus veineux de la dure-mère. Journ. hebd., vol. V p. 337.

(2) Burnet. 2 obs., 1re en 1829, 2e en 1830. Journal hebdomadaire, avril 1830, p. 52.

(3) Cruveilhier. Mémoire à l'Academie sur le memoire de Tonnelé,

(4) Gerhardt. Deutsche klinik 1857.

(5) Von Dush. Zeitschrift f. ration medicin von Henle unp Pfeufer, t. VII 1859. Traduction dans New Sydenham Society, vol. XI 1861.

(6) Lancereaux. Th. Paris 1862.

(7) Bucquoy. Thèse d'agrég. Paris 1863.

et dans l'ouvrage de West se trouvent des chapitres intéressants qui résument l'état de la science à leur époque. En Allemagne, plusieurs auteurs (Griesinger, Otto Heubner (1) cherchent à établir la symptomatologie sur des bases solides; en Amérique, John Lidell (2) rassemble 128 observations, dont plusieurs se rapportent à des thromboses marastiques, rencontrées chez des enfants.

Quoiqu'il s'agisse d'une affection assez rare, les faits ne manquent pas. Depuis quelques années M. Parrot a recueilli, dans son service, 27 observations de ce genre.

C'est surtout sur ces derniers faits que je me baserai pour décrire les lésions consécutives à la thrombose des sinus. J'insisterai sur les caillots qui se forment dans les veinules isolées, parce que les auteurs les ont à peu près passés sous silence.

La partie postérieure de l'encéphale, celle qui dans le décubitus dorsal occupe la position la plus déclive, est le siége de prédilection des coagulations sanguines marastiques. Presque toujours ces concrétions occupent le sinus longitudinal supérieur, les sinus latéraux,. et les veines de Galien, c'est-à-dire la portion exclusivement encéphalique du système veineux. La portion ophthalmique (sinus caverneux, veine ophthalmique, etc.), est très-rarement atteinte.

Quand on enlève l'encéphale d'un nouveau-né de la boîte crânienne à laquelle la dure-mère reste intimement unie, on voit, s'il existe un thrombus dans le sinus longitudinal supérieur, des cylindres noirâtres et élastiques sortir des veines de la convexité du cerveau et rester appendus aux sinus comme des lombrics; ou bien on constate dans l'in-

(1) Otto Heubner. Zur symptomatologie der hirnsinus thrombosen. Archiv. der heilkunde 1868.

(2) John Lidell. The amercain journal of the med., janvier et juillet 1874.

tervalle des circonvolutions la présence de rameaux veineux indurés qui, pas plus que les sinus, ne se vident sous la pression du doigt. Chez l'enfant plus âgé, quand on a enlevé la voûte osseuse du crâne en décollant la dure-mère, on constate facilement la résistance des caillots à travers cette membrane. D'ailleurs l'état du cerveau ne manque guère d'attirer l'attention du côté des sinus.

Les portions les plus anciennes des caillots se trouvent, en général, au voisinage du pressoir d'Hérophile, dans la partie terminale du sinus longitudinal supérieur, dans les sinus latéraux, ou dans ces trois canaux à la fois. Dans la portion antérieure du sinus longitudinal on voit ordinairement un cylindre cruorique, volumineux et élastique qui pousse des prolongements dans les veines de la convexité de l'encéphale. Rarement le caillot reste confiné dans le sinus où il s'est formé.

Ces prolongements cruoriques qui partent d'un tronc veineux oblitéré par un caillot blanc plus ou moins ramolli nous permettent habituellement de suivre les voies par lesquelles la thrombose porte son action sur les différentes parties de l'encéphale. Quand une lésion peut être rattachée à la présence d'un caillot dans une grosse veine, on voit partir du foyer même de cette lésion des cylindres noirâtres qui distendent les veinules comme une injection solidifiée et viennent se continuer directement avec le caillot ancien.

Les veines qui serpentent sur les circonvolutions des régions frontales et temporo-pariétales, y compris la veine anastomotique de Trollard se rendent au sinus longitudinal supérieur. Les sinus latéraux reçoivent les veines des lobes occipitaux, les veines cérébelleuses, et surtout par l'intermédiaire du sinus latéral droit et des veines de Galien les veines ventriculaires. Cette simple indication nous permettra de voir quelles sont les régions de l'encéphale où se produiront de préférence les lésions en foyers, et surtout les extravasations sanguines quand l'un ou l'autre des sinus se trouvera oblitéré.

Les coagulations qui se forment isolément dans les petites veines, sans que les gros troncs soient obstrués, occupent certains siéges d'élection. Sur 27 cas de thromboses intra-crâniennes, j'en trouve 9 dans lesquels les caillots n'existent que dans les veines, les sinus étant intacts. Dans deux observations seulement les thrombus s'étaient formés à la convexité de l'encéphale, dans les veines des circonvolutions fronto-pariétales. Dans toutes les autres, ils occupaient les veines des parois ventriculaires. Quatre fois la veine du corps strié était seule oblitérée; dans les trois autres cas elle était lésée en même temps que les veines de Galien. On n'avait été conduit à examiner attentivement ces petites veines que par l'existence de lésions en foyers sous l'épendyme. Les veines des parois ventriculaires tiennent sous leur dépendance la circulation des parties centrales du cerveau, commissures et ganglions, leur lésion ne saurait donc manquer d'intérêt.

Quand il existe une thrombose des sinus, il s'écoule en général, au moment où l'on retire le cerveau de la boîte crânienne, une certaine quantité de liquide plus ou moins rosé; on peut même voir couler du sang pur, ou trouver des caillots non adhérents à la dure-mère. L'encéphale extrait de son enveloppe ostéo-fibreuse se présente avec des caractères variables. Parfois son aspect est peu modifié; mais ordinairement une congestion intense s'est étendue à toute sa périphérie, et au milieu de cette rougeur diffuse, on trouve des plaques d'apparence ecchymotique, ou même des hémorrhagies sous-arachnoïdiennes. Sur des coupes, on rencontre souvent des points ramollis au voisinage des ventricules, et ces cavités contiennent un liquide rougeâtre, du sang fluide ou à demi-coagulé.

Ces différentes lésions ne se rencontrent pas toutes dans les mêmes conditions. L'encéphale a une consistance qui varie avec l'âge des enfants et qui a la plus grande influence sur la production de ces altérations. Le cerveau de l'enfant au-dessus de deux ou trois mois est déjà ferme et résistant; il est rare d'y trouver des hémorrhagies et des ramollissements. L'encéphale du nouveau-né, sain ou malade, est notablement plus mou; il s'étale sur les surfaces planes, se moule sur les vases, et se dépouille avec facilité de ses enveloppes (1); il a une consistance presque crémeuse. Dans ces encéphales, où dominent les éléments nucléaires, où les vaisseaux sont fragiles et délicats, la substance nerveuse, molle et comme gélatineuse s'infiltre facilement de sérosité et se désagrége; ou bien les veinules, trop peu résistantes, se rompent et des hémorrhagies se produisent.

En somme, les lésions dues à la présence de coagulations oblitérantes dans les sinus de la dure-mère ou dans les veinules isolées sont nombreuses et importantes, leur aspect varie avec l'âge de l'enfant; il est donc utile de décrire avec soin les caractères, le siége, les variétés de ces altérations dues évidemment à un trouble circulatoire.

Epanchements séreux. — Barrier (2) regarde la thrombose des sinus comme une des causes de l'hydrocéphalie chronique, et cite à l'appui de son opinion des observations de Tonnelé et de Constant. Ces faits sont trop peu nombreux, et cette relation entre l'hydrocéphalie et l'occlusion des sinus est elle-même trop hypothétique pour que je m'y arrête davantage.

L'œdème cérébral et ventriculaire est au contraire une

(1) Parrot J. Etude sur le ramollissement de l'encéphale chez le nouveau-né.

(2) BarrieTraité des maladies des enfants.

des conséquences fréquentes et bien démontrées de l'oblitération des veines intra-crâniennes. Son importance cependant est assez secondaire, et les caractères que lui donne la présence d'un thrombus n'ont rien de spécial. Chez les nouveau-nés, il est rare que l'infiltration séreuse des méninges arrive à un degré comparable à celui qu'elle atteint dans l'œdème. La sérosité épanchée est claire, citrine, transparente ou teintée en rouge par la présence de quelques hématies, on bien encore louche et jaunâtre. Dans ce cas, elle peut contenir des leucocytes en abondance, sans qu'il y ait trace d'inflammation dans les méninges. Le nombre des globules blancs n'est nullement en rapport avec la quantité du liquide exsudé. C'est ainsi que dans les cas où l'œdème cérébral est insignifiant, on peut trouver, comme nous l'avons dit plus haut, des leucocytes infiltrés dans les mailles de la pie-mère, et disposés en traînées le long des veinules sans qu'il existe aucune exsudation fibrineuse, aucune prolifération caractéristique d'un travail actif d'inflammation et de suppuration.

L'œdème cérébral ne se rencontre pas exclusivement dans les cas où les veines sont oblitérées ; une congestion intense peut le déterminer. La stase du sang et l'augmentation de la pression intra-vasculaire sont les agents de sa production.

Au premier abord, il semble inutile de mentionner la congestion parmi les troubles consécutifs à une thrombose des sinus, tant elle semble une conséquence naturelle de cet obstacle au cours du sang. Cependant cette hyperémie peut présenter des caractères variables. Parfois, elle est presque nulle ; les grosses veines qui aboutissent aux sinus sont modérément remplies, la pulpe cérébrale est normalement colorée, rien ne ferait soupçonner la lésion veineuse si on ne l'avait pas d'abord découverte. Le rétablissement de la circulation par les voies collatérales la veine anastomotique de Trollard en particulier, explique peut-être la faible intensité de cette congestion.

D'ordinaire l'hyperémie est très-accentuée ; les veines de la pie-mère sont remplies de caillots cruoriques ou gorgées de sang noir; une légère suffusion sanguine teinte en rose la surface des circonvolutions, et, sur une coupe du cerveau, on voit sourdre une pluie de gouttelettes rosées.

L'étude de la congestion encéphalique, cette lésion banale qui peut être aussi intense à la suite d'un trouble circulatoire passager qu'après l'oblitération des sinus, nous conduit à examiner une altération plus grave qui doit entraver notablement le fonctionnement du cerveau : c'est la lésion décrite par Cruveilhier sous le nom d'apoplexie capillaire.

Apoplexie capillaire. — Cette lésion, une des plus fréquentes que l'on rencontre dans les cerveaux déjà bien organisés, à la suite de la thrombose des sinus de la dure-mère, est décrite dans plusieurs de nos observations, comme dans les faits de Burnet, Tonnelé, Cruvelhier, etc. Les termes mêmes des descriptions varient peu.

Les circonvolutions ont pris une teinte rouge violacée ecchymotique, plus foncée par places et dessinant des marbrures sur la convexité de l'encéphale. La pie-mère, sillonnée par des veines remplies de caillots, est épaissie, rouge et infiltrée ; elle se détache avec peine de la surface des circonvolutions qui parfois est ramollie. Au-dessous d'elle, la pulpe nerveuse est criblée de petits points noirs, nettement limités, entourés d'un aréole rosée. Quand ces points noirs sont agglomérés et forment des groupes confluents (ce que l'on voit avec une très-grande netteté sur les coupes), on trouve parfois dans l'épaisseur des circonvolutions de petits foyers hémorrhagiques, ou bien un ramollissement notable de la pulpe encéphalique. La substance grise, dans ces cas, s'écrase facilement sous le doigt; elle a pris une coloration verdâtre, ou au contraire une teinte rose foncé. L'altération disséminée par plaques sur la convexité des hémisphères s'enfonce plus ou moins dans l'épaisseur de leur substance. D'ordinaire, elle dépasse peu la substance grise; mais elle atteint parfois une épaisseur de 2 ou 3 centimètres.

Cette lésion ne se produit guère à la périphérie de l'encéphale que sur les cerveaux déjà fermes des enfants de plusieurs mois. Dans le cerveau plus mou des nouveau-nés, on peut la rencontrer au voisinage des ventricules, mais alors elle coexiste le plus souvent avec un ramollissement assez étendu.

Cette lésion intermédiaire à la congestion simple et au ramollissement rouge n'amène la désintégration de la substance nerveuse que si elle dépasse un certain degré; dans un certain nombre de cas, au lieu d'avoir perdu leur consistance, les circonvolutions sont plus résistantes que de coutume, et donnent à la main une sensation très-nette de rénitence.

Quelle est donc la nature de cette lésion? Un point facile à établir, même sans le secours du microscope, c'est que le pointillé noirâtre qui la caractérise essentiellement est formé par la coupe de nombreux vaisseaux.

Ces vaisseaux peuvent être suivis dans leur trajet; ils ont sur une coupe l'aspect de points noirs, parce qu'ils renferment de petites coagulations cruoriques, qui prolongent jusque dans la substance nerveuse les caillots des veines plus volumineuses.

Je ne voudrais pas dire que l'aspect pointillé du cerveau ne fût dû qu'à la présence de ces thrombus miliaires, car fréquemment il se fait une rupture des petits vaisseaux distendus, avec extravasation du sang dans les gaînes lymphatiques.

De cet état de l'encéphale à un état morbide plus avancé, que nous voyons souvent coïncider avec lui, je veux dire le ramollissement rouge, il n'y a qu'un pas. Nous suivons ainsi dans leurs différents degrés de gravité les lésions produites par la thrombose des veines intra-crâniennes.

Ramollissement rouge.—M. Felz, liant les jugulaires sur des lapins, a pu produire expérimentalement cette lésion. M. Proust (1), dans son excellente thèse d'agrégation, consacre quelques lignes au ramollissement causé par une oblitération veineuse. Pour lui, la lésion est superficielle et s'accompagne souvent d'une hémorrhagie sous-arachnoïdienne diffuse. C'est M. Parrot (2) qui, dans son travail publié en 1873 dans les Archives de physiologie, a surtout insisté sur la relation qui existe entre le ramollissement rouge et les thromboses veineuses.

Le ramollissement rouge forme habituellement de vastes foyers qui occupent le centre des hémisphères, et ne peuvent être aperçus que sur des coupes. Dans les rares observations où le ramollissement occupait les circonvolutions, il existait un pointillé confluent d'apoplexies capillaires; il s'agissait alors de thromboses très-étendues, survenues chez des enfants d'un an et au-dessus.

Voyons surtout ce que l'on observe chez les nouveau-nés. Dans cinq cas, la lésion avait détruit les centres hémisphériques sur une très-grande étendue, et on percevait en pressant sur la masse cérébrale affaissée, comme une vague fluctuation. Les sinus latéraux, le sinus longitudinal et les veines ventriculaires étaient oblitérés simul-

(1) Proust. Thèse d'agrég. 1866.

(2) Parrot. Loc. cit.

tanément dans trois cas ; dans les deux autres il n'y avait pas de caillots dans les sinus, mais les veines qui traversaient ou avoisinaient le foyer, contenaient des coagulations cruoriques, et surtout des bouchons blanchâtres formés par des leucocytes agglomérés.

Ces vaisseaux deviennent plus apparents quand on délaie la pulpe demi-liquide du ramollissement sous un filet d'eau. Au pourtour de la lésion, la substance nerveuse est injectée, pointillée de noir, et traversée par des vaisseaux dont les gaînes lymphatiques sont remplies de sang extravasé.

Les ramollissements ont souvent une étendue moins considérable : ils se limitent alors à un point de la substance grisâtre qui, plus tard, deviendra blanche. Ordinairement ils siégent au voisinage des parois ventriculaires. J'en trouve dans les observations que j'ai pu étudier 7 cas très-nets. L'étendue de la lésion était variable, le siége changeait peu. Le plus souvent l'altération se trouvait en dehors du noyau caudé ; elle se limitait là, ou se portait vers le corps calleux dont on constatait le ramollissement dans trois cas.

La tête du corps strié était quelquefois détruite sur une étendue de 1 centimètre environ ; la couche optique et le noyau intra-ventriculaire du corps strié n'étaient altérés en totalité que dans deux cas. Ainsi, le ramollissement rouge, qui souvent siége simultanément dans les deux hémisphères, occupe de préférence la pulpe gris rosé où doivent se développer les fibres de la couronne rayonnante. M. Parrot a rencontré cette lésion dans la protubérance ; dans un autre cas, la partie centrale du cervelet était ramollie.

La constitution histologique des points malades, bien souvent étudiée par M. Parrot, est sensiblement la même dans tous les cas. Ils contiennent des corps granuleux d'un volume plus ou moins considérable mélangés à un certain nombre de globules rouges et de leucocytes. Ces éléments du sang semblent sortis des veinules sous l'influence de la stase, en même temps que le liquide qui émulsionne les éléments du point ramolli.

Parfois on trouve le long des vaisseaux de petites hémorrhagies ponctuées ; rarement il existe un foyer hémorrhagique central, entouré d'une zone ramollie, souvent, au contraire, on constate au-dessous d'un épanchement placé sous l'épendyme un certain degré de ramollissement rouge.

Chez l'enfant comme chez l'adulte, la pulpe cérébrale ramollie subit, en vieillissant, une transformation presque complète. Chez le nouveau-né, elle paraît augmenter graduellement de consistance et s'infiltrer de sels calcaires.

Pourquoi le ramollissement rouge se rencontre-t-il presque toujours dans les mêmes points? « C'est, dit M. Parrot, que la substance médullaire est, au moment de la naissance, la moins parfaite, la plus molle, et qu'elle subit plus tôt que dans toute autre partie, les altérations nutritives qu'engendrent les troubles circulatoires (1). » Remarquons encore que la lésion se produit au niveau du point où des vaisseaux capillaires, longs et grêles, font communiquer le réseau des artères de la pie-mère avec le réseau venu des vaisseaux ventriculaires. Cette partie de l'encéphale est faiblement irriguée ; les vaisseaux qui la traversent sont très-fins et très-éloignés des gros troncs ; le sang y arrivera donc difficilement s'il s'épaissit ; il s'y renouvellera mal, et cela au grand détriment des éléments voisins qui ne tarderont pas à s'altérer.

(1) Parrot J. L'Athrepsie, p. 332.

Hémorrhagies. — Nous avons vu plus haut dans quelles conditions et par quel mécanisme les thromboses veineuses déterminent la production des hémorrhagies. Je n'y reviendrai pas.

Les extravasations sanguines, causées par la présence de caillots oblitérants dans le système veineux encéphalique, se font dans plusieurs points :

1° Au-dessus du feuillet viscéral de l'arachnoïde, c'est-à-dire dans la grande cavité arachnoïdienne?

2° Sous l'arachnoïde, dans les mailles de la pie-mère ;

3° Très-rarement dans l'épaisseur des centres nerveux ;

4° Sous l'épendyme ;

5° Dans les ventricules.

Il ne m'appartient pas de faire une description complète de ces hémorrhagies étudiées par M. Parrot dans son travail sur l'hémorrhagie cérébrale des nouveau-nés ; cependant je m'étendrai sur tous les points qui me paraîtront présenter un certain intérêt.

Hémorrhagies intra-arachnoïdiennes. — « On a trop de tendance, disait M. Vulpian, dans son cours de 1875, à croire applicable à tous les cas la théorie qu'a donnée Virchow, pour expliquer la production de l'hémorrhagie intra-arachnoïdienne, » et, à ce propos, mon savant maître cite des cas, assez rares chez l'adulte, de foyers hémorrhagiques ouverts dans l'arachnoïde, à travers une perforation du feuillet viscéral de cette membrane. C'est par ce mécanisme que M. Parrot explique les hémorrhagies arachnoïdiennes qu'il a rencontrées chez les nouveau-nés, cinq fois sur trente-cinq cas. Dans ces conditions, le sang au lieu de s'entourer d'une couche pseudo-membraneuse capable de le faire adhérer à la dure-mère, comme le veut Baillarger, se rassemble dans les parties déclives, les fos-

(1) Baillarger. Thèse de Paris 1837.

ses occipitales, le confluent postérieur, et jusque dans le canal rachidien. En est-il toujours ainsi quand ces hémorrhagies sont liées à une thrombose veineuse? Tonnelé cite l'observation d'un enfant idiot chez lequel on trouva à l'autopsie une phlébite du sinus longitudinal supérieur, et sous la dure-mère un caillot de 2 ou 5 millimètres d'épaisseur accolé à cette membrane ; ce fait est unique. Les hémorrhagies intra-arachnoïdiennes ne sont pas très-communes à la suite de l'occlusion des sinus ; j'en cite une assez nette ; j'en ai rencontré sept ou huit autres dans les auteurs.

Hémorrhagies sous-arachnoïdiennes ou pie-mériennes. — Quand il existe des coagulations dans les sinus, il n'est pas rare de trouver sous l'arachnoïde un certain degré de suffusion sanguine; mais ce n'est pas cette légère couche rosée qui imprègne les circonvolutions que l'on peut décrire sous le nom d'hémorrhagie. Les extravasations sanguines forment des foyers bien limités, larges comme une pièce de 2 francs ou plus, qui semblent enchâssés dans la substance cérébrale : de leurs bords partent des veinules oblitérées : la pie-mère, intimement unie au sang qui a dissocié ses mailles, a pris une consistance glutineuse. L'épaisseur de la masse sanguine extravasée varie selon les cas; tantôt c'est une simple plaque qui se moule sur les circonvolutions et les imprègne ; tantôt c'est un noyau saillant qui dépasse le niveau des circonvolutions voisines, et déprime celles sur lesquelles il siége. Très-rarement, il y a pénétration du sang dans la substance nerveuse : on peut trouver la pulpe cérébrale ramollie à ce niveau, surtout si l'hémorrhagie s'est faite au milieu d'un foyer d'apoplexie capillaire.

Dans les observations que je cite, il n'existait que trois fois des épanchements sous l'arachnoïde, chez les nouveau-nés dont les veines encéphaliques étaient oblitérées. Plusieurs observations analogues existent dans les ouvrages français et étrangers, et quelques-unes ont trait à des enfants plus âgés. Les foyers hémorrhagiques siégaient surtout à la partie postérieure et inférieure des lobes cérébraux.

Les *hémorrhagies dans la substance cérébrale* sont fort rares, et doivent être considérées comme tout à fait exceptionnelles. Il s'en trouve un exemple dans le travail de Gerhardt (observation 4). Cette rareté est importante à signaler.

Hémorrhagies sous l'épendyme. — La région du cerveau qui correspond à l'union de la couche optique avec le noyau intra-ventriculaire du corps strié, région traversée par la bandelette cornée et la veine du corps strié, est un des points de prédilection de l'hémorrhagie encéphalique consécutive à une thrombose veineuse. L'extravasation sanguine se produit dans les conditions suivantes : un caillot formé dans les sinus latéraux, surtout dans le sinus latéral gauche, s'est propagé à travers le sinus droit et les veines de Galien jusqu'à la veine du corps strié; ou bien le thrombus manque dans les sinus et commence seulement dans la veine de Galien ; ou enfin, la veine du corps strié est seule oblitérée. L'obstruction de cette veine semble donc être la lésion génératrice de l'épanchement sanguin.

Celui-ci forme ordinairement un foyer peu volumineux de la grosseur d'une noisette allongée, dont le siége précis se trouve au niveau du point d'émergence de la veine; l'épendyme recouvre la collection sanguine et la limite en dedans. La substance cérébrale est plutôt déprimée que détruite par l'épanchement; assez souvent, il existe à ce niveau un peu de ramollissement. L'hémorrhagie était très-nette dans trois de nos observations; dans trois autres, il n'existait que de fortes ecchymoses.

Ces faits, joints à ceux que j'ai pu recueillir de tous côtés, m'autorisent à regarder cette lésion comme une suite assez fréquente de la thrombose veineuse encéphalique.

Hémorrhagies intra-ventriculaires. — Il arrive parfois que l'on trouve, dans les ventricules, du sang visqueux à moitié coagulé. Une déchirure de l'épendyme soulevé par un foyer hémorrhagique, ou la rupture d'un vaisseau des plexus choroïdes, sont les causes les plus probables de ces épanchements.

L'hémorrhagie intra-ventriculaire se produit d'ailleurs assez rarement sous l'influence d'une thrombose; une fois elle siégeait dans un des ventricules latéraux; dans un autre cas, le quatrième ventricule était rempli de sang.

Il ne m'a guère été possible de suivre l'évolution de tous ces épanchements sanguins, et je n'ai rien de spécial à dire sur ce point.

Des lésions encéphaliques indépendantes d'une oblitération veineuse. — Quand on trouve au voisinage d'une extravasation sanguine ou d'un foyer de ramollissement des vaisseaux oblitérés par des caillots anciens, il est facile de saisir la relation qui existe entre la lésion encéphalique et la gêne circulatoire; mais, s'il n'y a pas de coagulations dans les vaisseaux, si les artères et les veines ne présentent aucun obstacle matériel au cours du sang, il devient plus difficile d'expliquer l'apparition de cette lésion. C'est à cause de cette difficulté plus grande d'interprétation que nous abordons en second lieu l'étude des altérations encéphaliques indépendantes d'une oblitération veineuse. Les détails dans lesquels nous sommes entrés lorsque nous avons étudié les hémorrhagies et les ramollissements produits par la thrombose des sinus nous permettront de traiter rapidement cette seconde partie.

Une hémorrhagie ou un ramollissement rouge ne se comprendraient guère sans un trouble circulatoire ; mais, où chercher l'origine et la nature de ce trouble?

Chez l'enfant, les artères sont partout saines et vides, jamais on n'y trouve ces plaques athéromateuses, ces anévrysmes miliaires, ces coagulations qui sont si fréquentes chez le vieillard. Les embolies dans les artères sont elles-mêmes très-rares. Les seules altérations qui, parfois, atteignent le système artériel des enfants, sont des compressions, des déformations, peut-être même des oblitérations produites par le voisinage immédiat de lésions inflammatoires ou de néoformations tuberculeuses (fausses membranes fibrineuses, tubercules le long des vaisseaux, etc.). Encore, ces lésions n'apparaissent-elles qu'à titre de phénomènes secondaires dans le cours d'un état grave, d'une méningite tuberculeuse, par exemple, et n'ont-elles qu'une importance médiocre.

Quand les veines sont énormément distendues par un sang noir et poisseux, s'il existe en même temps qu'une légère suffusion rosée à la surface des circonvolutions, un foyer hémorrhagique peu étendu dans une partie déclive, c'est-à-dire dans un point où la congestion passive est à son maximum, il est tout naturel d'attribuer l'extravasation sanguine qui s'est produite à une réplétion exagérée du système nerveux. Si, par hasard, l'hyperémie a disparu après avoir produit des lésions persistantes, on tiendra compte des conditions dans lesquelles est survenue cette lésion. On se souviendra, par exemple, que les stases sanguines sont habituelles dans l'athrepsie aiguë, et que les congestions veineuses sont fréquentes à la suite d'un accouchement long et pénible. Une extravasation sanguine superficielle dans une partie déclive, est ordinairement d'origine veineuse.

Nous avons vu les points qu'occupent de préférence les hémorrhagies et les ramollissements consécutifs aux thromboses veineuses. Si donc des lésions semblables ou identiques se produisent dans les mêmes points dans des conditions morbides analogues, il faudra sans doute leur reconnaître pour cause une gêne de la circulation veineuse, alors même qu'au lieu d'un caillot on ne trouverait dans les veines qu'une masse liquide et stagnante.

Mais, avant de se prononcer sur l'origine d'une lésion il faut toujours chercher s'il n'existe pas des traces d'un processus inflammatoire. Assez rares dans les premières semaines, en dehors des traumatismes obstétricaux, les phlegmasies des méninges deviennent plus communes au bout de quelques mois. Tantôt ce sont des phlegmasies diffuses nées autour de granulations tuberculeuses, tantôt ce sont des inflammations subaiguës qui déterminent la formation sous la dure-mère de fausses membranes fines et vasculaires. Je ne parlerai pas des inflammations de la substance nerveuse, de ces encéphalites qui, chez les nouveau-nés du moins ne sont, dans la plupart des cas, que des stéatoses, c'est-à dire des troubles de nutrition.

Les lésions encéphaliques du jeune âge, nous le voyons, ne reconnaissent que deux causes: les congestions passives du système nerveux et les phlegmasies.

Parmi les lésions en foyers d'origine vasculaire que l'on rencontre dans l'encéphale de l'enfant, les plus communes sont les hémorrhagies. C'est par l'étude de ces hémorrhagies presque toujours méningées, que nous allons commencer.

Assez fréquemment, la cavité de l'arachnoïde contient du sang liquide ou coagulé, libre ou réuni en amas sous la dure-mère.

Lorsque l'enfant a cessé d'être un nouveau-né, quand il a quelques mois, un an, deux ans ou plus, les hémorrhagies intra-arachnoïdiennes ont souvent leur source dans les vaisseaux de nouvelle formation qui sillonnent des néo-membranes appliquées sur la face interne de la dure-mère. La pachyméningite qui a fait naître ces néomembranes est loin d'être rare dans le jeune âge; parfois, elle ne détermine qu'une exsudation séreuse qui imprime au crâne une déformation particulière, mais, dans certains cas, elle cause des hémorrhagies. Ces épanchements sanguins, emprisonnés par des néo-membranes, forment ordinairement des collections bien limitées, adhérentes à la dure-mère. Il est facile de les reconnaître à leur disposition, à leur siége sous la voûte du crâne, et surtout à l'état de la dure-mère.

J'arrive à une autre forme d'hémorrhagies intra-arachnoïdiennes, tout à fait exceptionnelles après deux mois, si elles ne sont pas liées à l'existence d'une oblitération veineuse. Ces extravasations sanguines s'observent quelquefois chez les enfants qui naisssent asphyxiés. En même temps qu'il existe une congestion intense de toutes les veines encéphaliques, une infiltration sanguine dans les mailles de la pie-mère on trouve parfois dans la cavité de l'arachnoïde du sang liquide qui s'est accumulé dans les parties déclives et a fusé jusque dans le canal rachidien. Tous les auteurs sont d'accord pour attribuer ces hémorrhagies en nappes à la rupture de quelques-unes des veinules qui se rendent dans les sinus. M. Parrot, dans son Étude sur l'hémorrhagie encéphalique des nouveau-nés, a cité cinq cas dans lesquels l'épanchement s'était faitdans la cavité arachnoïdienne, et cela par rupture du feuillet viscéral de cette membrane, car il y avait eu d'abord une hémorrhagie pie-mérienne.

Tous ces faits se ressemblent; comparons-les aux cas

dans lesquels l'épanchement intra-arachnoïdien a eu pour cause une thrombose des sinus, et nous verrons qu'à l'exception du fait de Tonnelé. il s'agissait toujours d'extravasations diffuses de sang liquide, qui n'avaient pénétré dans la cavité de l'arachnoïde qu'après avoir dilacéré d'abord la pie-mère, qui s'accumulaient dans les parties déclives, dans les fosses occipitales ou dans le canal rachidien, et qui coexistaient avec une dilatation passive de tout le système veineux encéphalique. On est donc forcé de reconnaître à ces lésions une origine commune, la distension exagérée du système veineux.

Si nous comparons ces deux formes d'hémorrhagies arachnoïdiennes, nous verrons que le sang est ordinairement collecté sous la dure-mère quand il vient des néomembranes d'une pachyméningite, qu'il est libre dans la séreuse et tombe dans les parties déclives quand il a été versé par des vaisseaux trop distendus.

Le type des hémorrhagies méningées qui se produisent dans les premières semaines de la vie (car elles deviennent très-rares après), est l'épanchement sanguin qui se fait dans les mailles de la pie-mère, sous l'arachnoïde, à la surface des circonvolutions. Cette forme d'hémorrhagie a été très-bien étudiée par M. Parrot. Qu'elle s'observe à la suite d'un accouchement laborieux, qu'elle se rencontre chez un enfant né avant terme qui succombe à l'athrepsie, ou bien qu'elle soit consécutive à l'oblitération des veines par des caillots, cette extravasation sanguine se présente toujours avec les caractères que nous avons signalés déjà à propos des thromboses veineuses.Elle se fait à la surface des circonvolutions qu'elle déprime et imprègne légèrement sans les pénétrer, elle occupe les régions déclives, les lobes occipitaux ou la périphérie du cervelet, elle forme parfois des foyers multiples d'où l'on voit partir soit des veines oblitérées, soit des veines gorgées de sang noir.

Comment songer dans ces cas à des altérations artérielles, tandis que tout prouve l'origine veineuse de la lésion ?

Si les hémorrhagies méningées sont communes dans l'enfance, les hémorrhagies cérébrales sont rares. A part deux ou trois cas observés sur des fœtus mort-nés, les seuls exemples d'épanchements intra-cérébraux que l'on connaisse peuvent être expliqués par la pénétration du sang d'un foyer pie-mérien dans une circonvolution ramollie. Nous n'avons pas à nous occuper de ces exceptions.

Il existe dans la science un certain nombre d'hémorrhagies sous-épendymaires observées chez des nouveau-nés et siégeant au niveau du sillon qui sépare la couche optique du corps strié. Quand on compare ces épanchement à ceux que produit l'oblitération de la veine du corps strié, on ne peut manquer d'être frappé de leur parfaite similitude. Le siége, le volume, la forme des foyers sont les mêmes ; les conditions dans lesquelles ils se produisent sont souvent identiques, car ils s'observent ordinairement à la suite de l'athrepsie, et de préférence chez des enfants faibles ou nés avant terme. Bien que la veine du corps strié soit oblitérée dans certains cas par une coagulation plus ou moins ancienne, et qu'elle ne renferme dans les autres que du sang liquide, on n'en est pas moins conduit à penser que la cause de la lésion est la même dans les deux cas, et que cette cause n'est autre chose qu'un obstacle à la circulation du sang dans les veines ventriculaires. Chez le nouveau-né, la veine du corps strié pourrait être appelée la *veine de l'hémorrhagie sous-épendymaire.*

Est-il besoin maintenant d'insister pour faire admettre que les collections sanguines intra-ventriculaires dues à la rupture de l'épendyme soulevé par un foyer hémorrhagique, ou bien à la déchirure d'un vaisseau des plexus choroïdes, ces organes veineux par excellence, sont aussi d'origine veineuse et ne reconnaissent pas plus que les autres hémorrhagies qui se rencontrent chez le nouveau-né une origine artérielle?

En dehors des hématômes de la pachyméningite, toutes les hémorrhagies de l'enfant jeune, je devrais dire du nouveau-né, ont donc pour cause un trouble de la circulation veineuse. Je ne puis citer en regard de ces faits, à titre d'exception, qu'une observation de M. Troisier. Une petite poche sanguine, rappelant un anévrysme miliaire, mais sans communication visible avec une artériole, setrouvait dans la substance nerveuse d'un fœtus de cinq mois, mort-né, qui présentait une hémorrhagie cérébrale. Quelque intéressante qu'elle soit, cette observation n'est pas suffisamment probante.

Lorsque l'enfant grandit, se modifie, et devient un adolescent, les hémorrhagies artérielles peuvent apparaître; mais il n'en existe pas beaucoup d'exemples.

Les ramollissements encéphaliques qui ne sont pas liés à une thrombose veineuse peuvent être, chez le nouveau-né, le résultat d'une stéatose avancée ou d'une congestion intense du système veineux; chez l'enfant plus âgé, ils se montrent surtout dans les inflammations méningées.

Je ne parlerai pas ici du ramollissement blanc, consécutif à la stéatose, mais je m'arrêterai un instant sur le ramollissement rouge avec lequel les troubles circulatoires ont une relation plus directe. Dans presque tous les cas observés, il existait soit dans les sinus, soit dans les petits vaisseaux placés au voisinage de la lésion, des coagulations oblitérantes; mais ce fait n'est pas absolument constant. Dans certains cas, et j'en ai observé un très-net, un hémisphère cérébral, ou même les deux hémisphères, sont largement ramollis à leur centre sans qu'il soit possible de découvrir trace d'une thrombose. L'encéphale est alors mou et stéatosé, les veines sont gorgées d'un sang noir et glutineux, et tout indique que dans ce cas encore c'est la stase du sang qui a été la cause efficiente de la lésion. En effet, le siége, la nature, la couleur du ramollissement, les conditions dans lesquelles il s'est produit, sont les mêmes que dans les cas où il existe une thrombose.

Le ramollisement rouge est presque spécial au cerveau mou du nouveau-né; chez l'enfant de quelques mois, on ne le rencontre déjà plus. Les ramollissements blancs qui se forment au centre de l'encéphale dans la ménigite tuberculeuse ont été attribués par M. Rendu (1) à des oblitérations artérielles. Je ne discuterai pas ici cette interprétation; je ne chercherai pas s'il faut donner un certain rôle au travail phlegmasique ou à la stase veineuse; qu'il me suffise de dire que ces ramollissements ne nous arrêteront pas parce qu'ils sont secondaires et ne s'observent que dans les cas où une irritation directe a porté sur les parois des vaisseaux.

Ainsi, les ramollissements qui, chez l'enfant, sont placés sous la dépendance exclusive d'un trouble circulatoire, c'est-à-dire les ramollissements rouges, ont une origine veineuse; les autres ont pour cause une altération nutritive ou bien les lésions complexes que produit une inflammation diffuse.

Nous pouvons maintenant envisager d'une façon générale les lésions encéphaliques qui se produisent dans le jeune âge, et voir l'influence que les troubles circulatoires ont sur leur production.

Chez le nouveau-né, les hémorrhagies, presque toujours placées sous les méninges ou au voisinage des ventricules, sont causées, dans presque tous les cas, par une gêne de

(1) Rendu. Thèse de Paris 1874.

la circulation veineuse, qu'il y ait ou non oblitération des veines. Chez l'enfant plus âgé, les hémorrhagies sont moins fréquentes; si elles ne reconnaissent pas pour cause une oblitération veineuse, elles ont presque toujours leur source dans une inflammation.

Parmi les ramollissements que l'on rencontre dans le cerveau de l'enfant, le plus important est le ramollissement rouge, propre au nouveau-né, et consécutif dans tous les cas à une stase du sang dans les veines qui sont presque toujours oblitérées. Le ramollissement blanc du nouveau-né est dû à un trouble de nutrition. Les ramollissements qui se montrent au-dessus de quelques mois sont liés, dans tous les cas où il n'existe pas une thrombose étendue des veines encéphaliques, à un processus phlegmasique.

Connaissant maintenant les lésions d'origine veineuse qui se produisent dans le jeune âge, il est utile de les comparer aux lésions d'origine artérielle qui sont propres à un âge avancé.

Quand une artériole de l'encéphale est oblitérée, la partie du cerveau à laquelle elle apporte le sang se ramollit; il se forme là une lésion nette et limitée. Si un anévrysme miliaire vient à se rompre, le sang se répand dans la pulpe nerveuse qu'il dilacère, et l'épanchement, plus ou moins étendu, est en général isolé de toute autre altération morbide. Lorsque les sinus de la dure-mère s'oblitèrent, ou bien quand la pression s'exagère dans les veines encéphaliques sous l'influence d'une simple congestion passive au point de donner lieu à des altérations sérieuses, les lésions qui se produisent dans la masse nerveuse ne se montrent pas toujours isolément. En certains points de l'encéphale, il n'existe qu'une congestion intense ; dans d'autres points, il y a des foyers d'apoplexie capillaire; s'il existe des hémorrhagies, souvent ces extravasations sanguines sont placées au voisinage de foyers de ramollissement rouge. Ce mélange des lésions s'explique facilement. En effet, la congestion poussée à ses dernières limites, l'apoplexie capillaire, le ramollissement, l'hémorrhagie, ont ici une même cause, la stase du sang et la réplétion exagérée du système veineux. Les lésions d'origine artérielle correspondent au contraire chacune à un processus différent : le ramollissement à une occlusion artérielle, l'hémorrhagie à la rupture d'un anévrysme miliaire.

Mais c'est surtout par leur siége que diffèrent ces altérations. Le ramollissement du vieillard occupe presque indistinctement tous les points de l'encéphale. Il se montre là où les artères s'oblitèrent; on le rencontre dans les circonvolutions où il affecte la forme des plaques ocreuses, dans la substance blanche et dans les ganglions centraux. Le ramollissement rouge de l'enfant occupe presque toujours le même point. C'est au centre de l'encéphale, au voisinage des ventricules latéraux, dans la masse cendrée où se développeront plus tard les éléments de la substance blanche, c'est-à-dire dans la partie la plus mal irriguée et la moins résistante de l'encéphale qu'on la rencontre dans la plupart des cas.

L'hémorrhagie d'origine veineuse est presque toujours méningée, c'est-à-dire intra-arachnoïdienne, sous-arachnoïdienne ou sous-épendymaire. L'hémorrhagie cérébrale de l'adulte et du vieillard intéresse surtout la pulpe cérébrale au centre de laquelle elle prend naissance. Les méninges et les ventricules ne sont envahis que par propagation. Les hémorrhagies veineuses, souvent multiples, parfois symétriques, occupent de préférence les points déclives.

L'étendue des altérations ne diffère pas moins. Les ramollissements consécutifs à une oblitération artérielle sont d'ordinaire assez bien limités. Presque jamais ils ne détruisent, comme les ramollissements rouges des nouveau-nés, la plus grande partie des centres hémisphériques. Cette dernière variété de ramollissement peut être comparée, pour l'étendue des désordres qu'elle produit, au ramollissement blanc des cancéreux. Depuis longtemps Cruveilhier a fait remarquer que les hémorrhagies encéphaliques étaient plus abondantes à la suite des ruptures artérielles qu'à la suite des ruptures veineuses. Cette opinion n'a été combattue par personne.

Il me reste à dire que les lésions cérébrales de l'adulte peuvent se modifier, se cicatriser, être suivies de scléroses descendantes; tandis que les lésions encéphaliques d'origine veineuse, à part quelques rares exemples, sont rapidement suivies de mort, non pas tant en raison de leur gravité propre qu'en raison de l'état qui détermine leur apparition.

Partie clinique. — Les lésions dont nous venons d'indiquer la nature et les caractères restent-elles des accidents ignorés pendant la vie? Est-il possible de trouver des phénomènes cliniques qui permettent de les reconnaître ou tout au moins de les soupçonner? Si, d'un autre côté, des altérations aussi graves ne se manifestent pas cliniquement, pourquoi ce silence des manifestations morbides?

Les signes des affections cérébrales peuvent se diviser en deux ordres, signes subjectifs que le malade seul peut nous faire connaître, et signes objectifs qui tombent directement sous nos sens. Ce dernier ordre de signes est le seul que le médecin rencontre chez le nouveau-né. Déjà, nous avons vu les lésions encéphaliques présenter chez l'enfant né depuis quelques jours, et chez l'enfant plus âgé, des caractères très-différents; de plus, le cerveau du nouveau-né, au point de vue anatomique et au point de vue fonctionnel est moins complet que le cerveau de l'enfant d'un an : nous sommes donc conduits à étudier séparément les troubles nerveux produits par les lésions que nous avons décrites, d'abord chez le nouveau-né, puis chez l'enfant au-dessus d'un an. Cette division nous donnera, j'espère, quelques résultats intéressants.

Signes des lésions encéphaliques chez les nouveau-nés. — Des hémorrhagies méningées, des hémorrhagies ventriculaires, des foyers de ramollissement, des congestions intenses, telles sont les lésions habituellement observées Comment révèlent-elles leur présence ?

Fréquemment l'enfant meurt tout à coup sans avoir présenté aucun signe de la lésion qu'il porte depuis quelque temps déjà dans son encéphale, et cette absence de symptômes ne doit pas toujours être attribuée à l'inattention des personnes qui entourent le petit malade.

En dehors de ces cas où la symptomatologie est nulle, nous rencontrons parfois des phénomènes nerveux, peu précis dans leur signification. Ce sont surtout des phénomènes d'excitation.

Les convulsions sont fréquemment notées dans nos observations comme dans celles de Gerhardt, de Von Dush et de J. Lidell. La description de ces accidents est à peu près semblable dans ses principaux traits au tableau que nous trouvons dans l'ouvrage de Rilliet et Barthez, tableau auquel je ne saurais toucher sans l'amoindrir.

Assez souvent les mouvements convulsifs se limitent aux yeux et à la face ; parfois ils se généralisent, et prédominent d'un côté du corps, ou se montrent alternativement des deux côtés, surtout aux membres supérieurs. Mais, les convulsions peuvent se présenter avec des caractères identiques chez les enfants qui n'ont pas de lésions cérébrales ; nous les retrouverons à la suite des altérations rénales, à la fin des pneumonies, etc., elles ne sont donc nullement pathognomoniques.

La répétition des accidents convulsifs, qui reparaissent plusieurs fois dans une même journée et alternent avec des périodes de calme ou une sorte d'engourdissement comateux, fait supposer parfois l'existence d'une lésion cérébrale, mais n'a pas l'importance que lui attribuait Puchelt. Lorsque les convulsions se limitent à un côté du corps, et se reproduisent toujours dans les masses musculaires de ce même côté, il est probable qu'il existe une altération cérébrale ; mais ces faits eux-mêmes sont assez rares et n'ont pas toujours l'importance qu'on serait tenté de leur accorder à priori.

En même temps que les convulsions, on observe parfois d'autres symptômes moins importants.

Les vomissements apparaissent dans certains cas et se produisent sous l'influence d'un simple changement de position, comme dans la méningite ; le pouls est petit et fréquent, la respiration est souvent irrégulière.

Tous ces signes, convulsions, vomissements, etc., n'indiquent rien autre chose qu'un trouble spécial du système nerveux, une excitation morbide de ses éléments, une modification qui peut se rencontrer en dehors de toute altération matérielle appréciable à la vue.

Ce que je dis des phénomènes d'excitation s'applique aux phénomènes de dépression, coma, engourdissement, respiration lente et suspirieuse, tache méningitique, etc., qui ont souvent été signalés. Tous ces symptômes peuvent apparaître chez l'enfant gravement malade, sans qu'il existe aucune lésion encéphalique.

Chez l'adulte, quand on passe en revue les signes des affections cérébrales, c'est surtout dans l'étude des paralysies simples ou accompagnées de convulsions et de contractures que l'on cherche les éléments du diagnostic.

Quand les centres moteurs de l'écorce cérébrale indiqués par Ferrier et Hitzig, et si bien étudiés par M. Charcot et son école sont atteints dans leur fonctionnement par une hémorrhagie ou par un ramollissement, on voit se produire des paralysies avec convulsions épileptiformes (Hughlings-Jackson).

Quand les lésions du même ordre se produisent dans les ganglions centraux ou dans leur voisinage, on voit apparaître des hémiplégies dont les caractères varient avec le siége de la lésion. C'est sur ces faits que repose la doctrine des localisations cérébrales.

En est-il de même chez les nouveau-nés ?

Je puis répondre hardiment non. J'ai examiné avec l'idée d'éclaircir ce point un grand nombre d'observations. Dans les notes ou les publications de M. Parrot, je trouve 34 cas d'hémorrhagie encéphalique, 28 cas de ramollissement; je puis ajouter à ces faits une dizaine d'observations analogues sans compter celles qui se trouvent dans les auteurs; or, toutes ces observations me conduisent à conclure que les lésions du cerveau chez le nouveau-né ne donnent guère lieu à des paralysies limitées. Une observations de Vernois, rapportée par Valleix (1) semble faire exception. Il s'agit d'un enfant qui, après un accouchement très-long et très-pénible, présenta du côté gauche une paralysie faciale avec affaiblissement des membres supérieur et inférieur du même côté. La paralysie disparut au bout de vingt-sept jours, et l'enfant étant mort à quarante-neuf jours, on trouva à la partie postérieure du sillon qui sépare la couche optique du corps strié droit, la trace d'un ancien foyer hémorrhagique.

Il n'existait qu'un affaiblissement des membres, affaiblissement toujours très-difficile à constater d'une façon

(1) Valleix. Clinique des nouveau-nés, p. 575.

positive chez le nouveau-né, on peut donc se demander si la paralysie faciale n'avait pas été produite plutôt par les manœuvres de l'accoucheur que par la lésion cérébrale : notons d'ailleurs que la lésion occupait un des points du cerveau les plus avancés dans leur développement. J'ai trouvé un certain nombre d'altérations encéphaliques absolument semblables, plus récentes même, siégeant dans le même point, sans qu'on ait constaté pendant la vie aucune trace de paralysie.

Dans le journal de médecine pratique de M. Lucas-Championnière (2), je trouve une observation (recueillie par mon ami M. Tapret), qui, au premier abord, semble être un deuxième exemple d'hémiplégie d'origine cérébrale chez un nouveau-né.

Je dois résumer cette observation :

Une femme rachitique, qui présentait un rétrécissement de 8 cent. 1/2 est accouchée par le forceps. L'enfant arrive en état de mort apparente, et revient lentement à la vie. Son cri à peine perceptible est enroué et presque aphone. Le globe oculaire gauche fait une forte saillie sous les paupières entr'ouvertes. Toute la conjonctive bulbaire est infiltrée de sang, la figure est grimaçante; la moitié droite de la face est paralysée. Les membres supérieur et inférieur de ce côté sont animés de petits mouvements convulsifs intermittents. Dans l'intervalle d'ailleurs très-court des convulsions, il paraît évident que les bras et la jambe sont plus flasques de ce côté que du côté opposé. L'extrémité libre de la cuillér gauche du forceps, appuyant à faux sur la bosse fronto pariétale (l'instrument n'embrassait pas exactement la tête du fœtus suivant le diamètre bipariétal, la branche droite *était appliquée au niveau de l'oreille et très-près du cou*;) les os, très-durs, ont cédé en ce point. Il existe un enfoncement recouvert en partie par une bosse sanguine, qui correspondrait d'après un croquis de M. Féré, à la partie postérieure des trois circonvolutions frontales, et au tiers moyen de la circonvolution frontale ascendante. On relève les os enfoncés avec un tire-fond, l'enrouement et l'aphonie cessent, le cri de l'enfant devient excellent, les convulsions ne se reproduisent plus, l'exophthalmie disparaît, et le lendemain on ne constate plus qu'un peu de paralysie faciale. *Il est difficile de juger si l'affaiblissement musculaire* existe encore à droite du côté des membres.

(2) Journal de médecine et de chirurgie pratiques 1877, p. 163.

Cette observation est extrêmement intéressante, mais je ne saurais y voir, comme M. Lucas-Championnière, un exemple de paralysie consécutive à une lésion des centres moteurs encéphaliques.

La branche droite du forceps appliquée au niveau de l'oreille et très-près du cou portait juste sur l'émergence du facial et devait le comprimer.

Je regarde donc cette paralysie faciale, qui a persisté quelques heures après la disparition de tous les autres accidents, comme une paralysie périphérique et non comme une paralysie d'origine centrale. Quant aux convulsions localisées à droite, elles ne nous étonnent nullement, et quelques-unes de nos observations mentionnent ce symtôme. La paralysie des membres a semblé si peu nette et il est si difficile de la reconnaître chez un nouveau-né, surtout quand il est dans la résolution, que je n'en tiendrai aucun compte. D'ailleurs, il nous est bien difficile de savoir en quoi consistait la lésion encéphalique puisque l'enfant a guéri.

A ces deux observations qui doivent laisser dans l'esprit plus d'un doute, je me contente d'opposer toutes les autres. Des lésions très-étendues des centres encéphaliques et des circonvolutions, des hémorrhagies méningées assez abondantes pour donner lieu à l'apparition de phénomènes de compression, n'ont, dans aucun autre des cas que j'ai pu étudier, donné naissance à des paralysies, et n'ont causé que des convulsions plus ou moins localisées; il faut donc convenir que chez le nouveau-né les lésions des parties motrices de l'encéphale ne se traduisent guère par des phénomènes paralytiques.

Je suis ici parfaitement d'accord avec Billard, qui disait: « Il est difficile chez les jeunes enfants d'observer les effets croisés de l'apoplexie de l'hémisphère droit ou gauche; car, ainsi que je l'ai dit en parlant du développement du cerveau, cet organe à l'époque de la naissance est à peine ébauché; il ne jouit encore ni des formes organiques, ni des propriétés vitales qu'il n'acquiert que par suite des progrès de son développement. »

M. Parrot, dans son article sur le ramollissement cérébral, ne disait-il pas : « Dans l'immense majorité des cas, sinon dans tous, la pulpe cérébrale altérée reste silencieuse, quelles que soient l'ancienneté et l'étendue de la lésion . »

Quand la lésion au lieu d'atteindre les hémisphères cérébraux, occupe le cervelet, et retentit sur le bulbe et ses enveloppes, on peut observer quelques signes spéciaux qui ne manquent pas d'une certaine valeur, troubles respiratoires, stertor, raideur de la nuque, renversement de la tête en arrière, ou impossibilité de tenir la tête en équilibre, vomissements etc. Ces faits ne doivent pas nous étonner, car chez l'enfant jeune l'axe spinal prend un développement beaucoup plus rapide que le cerveau proprement dit.

Signes des lésions encéphaliques chez les enfants au-dessus d'un an. — Dans le cours de la première année,le cerveau, comme nous le verrons plus loin, prend un accroissement rapide; aussi les lésions qui se produisent dans cette pulpe nerveuse plus parfaite se traduisent-elles par des signes plus nombreux et plus nets.

Même à cet âge, nous retrouverons encore des cas dans lesquels l'enfant meurt subitement et comme étouffé, sans qu'aucun signe prémonitoire ait été remarqué par les personnes qui l'environnent.

Mais ces faits ne sont pas nombreux.

Le plus souvent les petits malades accusent une céphalée considérable qui, pour certains auteurs, ne manquerait jamais; et bientôt paraissent des accidents sérieux.

Des vomissements surviennent, vomissements faciles et sans efforts, accompagnés souvent de constipation, rarement de diarrhée. Le pouls devient petit et fréquent, la respiration rare et entrecoupée, puis on observe du coma. Le coma peut suivre de très-près le début des accidents. Quand il existe, on trouve souvent la tache méningitique.

A côté de ces symptômes qui peuvent se montrer seuls, et laisser l'observateur dans un doute profond, nous en trouvons d'autres qui, lorsqu'ils existent, donnent à l'affection un caractère spécial : ce sont des convulsions et des paralysies.

Les convulsions marquent parfois le début des accidents par une attaque brusque, épileptiforme, à laquelle succède du coma. Souvent, on observe au milieu d'un état de somnolence et d'engourdissement dont il est à peu près impossible de tirer l'enfant, des mouvements convulsifs limités à certaines parties du corps ou prédominant nettement dans un membre. Ces mouvements convulsifs accompagnés d'un affaiblissement considérable de la faculté motrice présentent souvent des recrudescences, soit spontanément, soit à la suite des excitations, et ressemblent tout à fait à ceux qu'on attribue aux lésions de l'écorce cérébrale.

Les yeux subissent des mouvements oscillatoires continus, ou restent fixes, et sans expression, les pupilles sont largement dilatées ; souvent il existe du strabisme ou de la déviation conjuguée des globes oculaires. L'aphasie a été observée, mais l'état de somnolence et le jeune âge des malades ne permettent pas toujours d'en tenir compte. Les commissures labiales sont souvent déviées, et les muscles de la face paralysés sont agités de distance en distance par de petites secousses. Souvent on a noté du trismus, du grincement des dents, et une gêne considérable de la déglutition.

La tête peut être déviée latéralement, renversée en arrière, ou agitée de mouvements cloniques de latéralité.

Les membres sont fréquemment atteints dans leur motilité. Le bras, à demi fléchi peut être le siége de mouvements alternatifs de flexion et d'extension; le pouce est alors ramené en dedans, et les doigts fléchis sur lui. Quand on pince la peau, les mouvements convulsifs augmentent, mais le petit malade est dans l'impossibilité de mouvoir son bras volontairement. Il y a alors paralysie avec convulsions. Parfois la paralysie domine; elle est alors limitée au membre supérieur, ou affecte la forme hémiplégique. Le membre inférieur est toujours moins fortement convulsé ou paralysé que le membre supérieur.

Les évacuations sont involontaires, aussi bien chez les enfants de 12 ans, que chez les plus petits.

La sensibilité, qui peut paraître obtuse en raison de l'hébétude des malades, est en général conservée; les mouvements réflexes sont énergiques.

Les symptômes que je viens de passer en revue ne s'observent pas dans tous les cas; tant s'en faut. Les lésions d'origine vasculaire, indépendantes de tout travail inflammatoire reconnaissent habituellement pour cause, chez l'enfant au-dessus d'un an, une thrombose des sinus; or il n'est pas d'affection qui, moins que la thrombose des sinus puisse se prêter à une description méthodique, car le siége, la profondeur, l'étendue des lésions encéphaliques qu'elle détermine varient dans chaque observation.

Les lésions consécutives aux troubles de la circulation veineuse n'ont rien de spécial que les conditions dans lesquelles elles apparaissent. Un début brusque et soudain, des accidents cérébraux dans le cours d'une cachexie, l'évolution rapide et irrégulière de ces accidents éloignent parfois l'idée d'une méningite tuberculeuse. Les tubercules cérébraux manifestent moins brusquement leur présence qu'une oblitération des sinus, et dans les cas même où ils s'accompagnent de méningite, ils donnent à la symptomatologie un caractère assez différent de celui que nous venons d'entrevoir. Mais, qui ne sait pas que les manifestations de la tuberculose cérébrale sont trop bizarres et trop variables pour permettre au plus imprudent de tenter un diagnostic différentiel détaillé? Qui ne connait pas la difficulté que l'on éprouve à reconnaître l'existence d'une pachyméningite, même au moment où elle se complique d'hémorrhagie?

Cette insuffisance des phénomènes nerveux à faire reconnaître les lésions cérébrales d'origine veineuse a conduit un certain nombre d'auteurs à chercher des éléments de diagnostic en dehors des troubles céphaliques. Il ne fallait pas s'attendre à en trouver dans les cas de congestion simple, aussi ne parlerai-je que des cas dans lesquels il existe une oblitération des canaux veineux intra-craniens.

Un des premiers signes que l'on ait attribués aux thromboses des sinus de la dure-mère, est une congestion intense de la face, une sorte de tuméfaction érysipélateuse (Puchelt) (1). Gerhardt (2) donne une grande importance à l'inégale réplétion des jugulaires, et à la distension de la fontanelle. Quand des convulsions surviennent chez un enfant atteint de diarrhée et de muguet, si la jugulaire d'un côté semble s'affaisser, et si la fontanelle se tend et se bombe, il se croit autorisé à diagnostiquer une thrombose des sinus. Heusinger (3) signale la réplétion de la

(1) Puchelt. Dans Otto Heubner. Loc. cit.

(2) Gerhardt. Loc. cit.

(3) Heusinger. Virchow's Archiv., t. XI.

veine frontale dans les cas d'oblitération du sinus longitudinal supérieur. Von Dush (1) invoque la fréquence des épistaxis. Pour Griesinger (2) il y aurait parfois une tuméfaction de la région mastoïdienne due à l'oblitération des veines émissaires de Santorini. Corazza (3) a observé de l'œdème autour des veines frontales, et de l'exophthalmie. Heubner (4), critiquant tous ses devanciers, arrive à donner une grande importance au gonflement œdémateux des paupières, avec troubles circulatoires plus ou moins marqués dans le champ de la veine ophthalmique. Enfin, M. Bouchut (5) a indiqué dans ces derniers temps un signe qui, s'il était constant, aurait une grande valeur : il a trouvé pendant la vie des thromboses des veines rétiniennes.

Tous les efforts faits par les auteurs que je viens de citer sont fort louables, mais il ne faut pas s'exagérer la valeur de leurs résultats.

La circulation n'est pas toujours entravée dans les veines de la face, quand les sinus latéraux et le sinus longitudinal supérieur sont oblitérés ; que deviennent alors la plupart des signes que nous venons d'indiquer ? Rarement, dans nos observations, on a trouvé des désordres appréciables de la circulation extra-crânienne ; on comprend donc que nous ne puissions pas les proposer comme une base solide pour le diagnostic.

Nous pouvons donc résumer ce chapitre en quelques mots. Les lésions encéphaliques d'origine veineuse seront quelquefois soupçonnées chez les nouveau-nés ; mais il sera

(1) Von Dush. Loc. cit.

(2) Griesinger. Bericht über die 40 versammlung, etc., Hannover, 1865.

(3) Corazza. Rivista clinica 1866.

(4) Heubner. Loc. cit.

(5) Bouchut. Gaz. méd. 1876.

toujours à peu près impossible de préciser leurs caractères et leur siége, sinon leur existence.

Chez les enfants plus âgés on pourra reconnaître à certains signes précis (paralysies avec ou sans convulsions), l'existence de lésions cérébrales, mais on ne distinguera l'origine vasculaire de ces lésions que s'il existe des troubles de la circulation veineuse extra-crânienne qui permettent de penser à l'oblitération des sinus de la dure-mère.

PHYSIOLOGIE.

Pourquoi les lésions encéphaliques des nouveau-nés ont-elles si peu de retentissement ?

Consultons West : « Cette particularité, dit-il, s'explique en grande partie par le fait que le sang, étant presque toujours versé dans la cavité de l'arachnoïde, la pression qu'il exerce sur le cerveau, se trouve, en général, disséminée sur une très-grande surface, et n'est jamais très-considérable. »

Que faut-il penser d'une explication qui ne tient aucun compte des hémorrhagies en foyers, des ramollissements rouges, etc. ?

Nous nous rallions plus volontiers à l'opinion de Billard, dont nous citions plus haut les paroles. Si, chez le nouveau-né, les lésions encéphaliques ne donnent guère lieu à des paralysies ; si, au contraire, les paralysies s'observent habituellent quand le cerveau d'un enfant au-dessus d'un an est lésé, c'est qu'il existe de grandes différences de structure entre le cerveau d'un enfant qui vient de naître et celui d'un enfant plus âgé.

L'encéphale du nouveau-né est incomplet et presque embryonnaire : c'est le plan d'un organe, et non un organe parfait. Au bout de quelques mois il s'est développé, et il semble métamorphosé. Ce fait n'a pas échappé aux nombreux anatomistes qui se sont occupés de cette question.

Soemmering (1) et plus tard les frères Wenzel (2) avaient vu combien la substance blanche et la substance grise sont peu distinctes au moment de la naissance. Meckel (3) avait indiqué avec soin le mode d'apparition de la substance blanche, et l'époque à laquelle ses tractus commencent à prendre de l'importance. M. Parrot (4), dans plusieurs publications, Jastrowitz (5), Flechsig (6), et M. Pierret (7), ont étudié récemment le cerveau du nouveau-né et fait connaître plusieurs particularités intéressantes. Je me bornerai à résumer quelques points de leurs savantes recherches.

Sans faire une description complète du cerveau, tel qu'il se présente à la naissance, je dois indiquer brièvement sa structure. La partie qui répond au centre ovale est occupée par une substance intermédiaire entre le blanc et le rouge, légèrement transparente. Cette substance se fond graduellement avec celle qui occupe la périphérie, ou contraste légèrement avec elle par sa transparence et sa vascularité. Les circonvolutions peu saillantes, mal dessinées, molles, n'adhèrent à la pie-mère, qui les recouvre, que par des tractus extrêmement friables. L'encéphale, dans son entier, ressemble à une masse gélatineuse.

Si l'enfant n'est pas à terme, on chercherait en vain dans ce cerveau crèmeux quelque point qui tranchât par sa coloration sur la teinte rosée uniforme des lobes encéphali-

(1) Sömmering. Lib. II, p. 33.

(2) Wenzel. Prodrom., etc., p. 299.

(3) Meckel. Deutsches archiv. fur physiol. Bd. I, 1815.

(4) Parrot. Archiv. de phys. 1873. L'Atrepsei 1877.

(5) Jastrowitz. Studien über encephalitis, etc. Arch. für psychiatrie, Bd II-2, Bd. III-I.

(6) Flechsig. Die Leitungsbahnen im Gehirn und Rückenmark Leipzig 1876.

(7) Pierret. Soc. de biologie 1876.

ques. Chez un enfant à terme, on voit apparaître à quelque distance de la paroi externe et inférieure du ventricule latéral, en dehors du point où se trouveront plus tard la couche optique et le noyau caudé une mince zone blanche, plus épaisse en arrière qu'en avant, et qui vient du pédoncule : c'est le rudiment de la capsule interne. Bientôt cette ligne blanche s'élargit et pousse des prolongements, d'abord dans les cornes occipitales, puis en dehors des masses qui constitueront le noyau lenticulaire. Au bout d'un mois, l'épaisseur de la capsule interne et de ses prolongements, s'est notablement accrue : la substance blanche commence à se distinguer de la substance grise des circonvolutions, des tractus blancs se rendent aux circonvolutions du lobe sphénoïdal. A trois mois, les parties blanches des cornes occipitales sont très-avancées dans leur formation ; les circonvolutions se distinguent nettement. Un gros tractus pénètre dans les cornes frontales ; des arcs blancs et minces relient les circonvolutions les unes aux autres. Les différentes parties du cerveau sont déjà très-nettement ébauchées.

A quatre mois, on voit pénétrer dans toutes les circonvolutions des tractus blancs, plus parfaits et plus épais dans la région occipitale et dans la région sphénoïdale que dans les autres parties du cerveau. La capsule interne et la capsule externe sont parfaitement nettes.

A partir de six mois, on peut regarder la substance blanche comme entièrement formée.

A neuf mois, l'encéphale de l'enfant rappelle assez bien par son aspect, l'encéphale de l'adulte.

Ces détails seraient bien peu importants si l'on ne savait pas au juste à quoi correspondent les parties grises et les parties blanches. Dans la pulpe rosée du cerveau d'un avorton, on ne trouve pas d'éléments nerveux complètement formés ; les cellules sont encore à l'état nucléaire ;

l'élément dominant est la névroglie dont la trame est encore très-imparfaite. Les vaisseaux sont nombreux, mais leurs parois sont extrêmement délicates.

Les parties blanches apparaissent dans les points où se développent les fibres à myéline, ces agents conducteurs de l'influx nerveux. Ces fibres ne se forment que dans les points où elles communiquent avec des systèmes cellulaires corticaux préformés. La disposition des tractus blancs dans l'encéphale de l'enfant, nous permet donc de conclure que les différentes régions du cerveau ne se développent pas simultanément, et que les parties postérieures, c'est-à-dire les parties sensitives apparaissent les premières. C'est l'ancienne opinion des philosophes, reprise et confirmée par l'école moderne.

Là où les tractus blancs ne se montrent pas, il n'y a pas de fibres nerveuses, et ces fibres elles-mêmes n'existent que si elles doivent mettre en communication des systèmes d'éléments nerveux cellulaires. Comment admettre alors qu'une lésion qui détruit une partie de l'encéphale où manquent ces éléments nerveux, puisse produire une paralysie limitée et localisée ? Si donc les paralysies sont rares dans les premières semaines de la vie, à la suite des lésions encéphaliques, c'est parce que le cerveau de l'enfant n'est encore qu'incomplètement formé.

Je devrais faire voir ici que le cervelet, le bulbe et la moelle épinière sont beaucoup plus précoces dans leur développement : on pourrait tirer de cette notion de curieuses déductions, au point de vue des mouvements du nouveau-né, mais je sortirais de mon sujet.

Il me reste à dire un mot des convulsions.

Faut-il admettre avec Setchenow et M. Cl. Bernard, que certaines parties du cerveau exercent sur les réactions de l'axe médullaire une action modératrice, et faut-il chercher dans l'organisation incomplète de ces parties la raison des convulsions qui surviennent si facilement chez l'enfant? Ou bien, doit-on avec M. Luys, croire que le cervelet est le générateur des mouvements, et penser que la prédominance de l'innervation cérébelleuse chez l'enfant est la cause des convulsions?

Ces problèmes sont bien difficiles à résoudre, et des travaux récents ne me paraissent pas en avoir donné la solution.

CHAPITRE IV

Des troubles de la circulation veineuse dans le rein.

Les congestions passives du rein sont fréquentes dans l'enfance. Toujours elles se présentent avec les mêmes caractères anatomiques, et la substance médullaire en est le siége presque exclusif. Les pyramides prennent une teinte rouge ou noirâtre qui tranche nettement sur la coloration gris rosé de la substance corticale, et, si l'on examine des coupes fines du tissu rénal, on voit les tubes de la substance médullaire dissociés et aplatis par les capillaires gorgés de globules rouges qui les suivent dans leur trajet. Tout se borne là.

Pour que des lésions plus profondes se produisent, il faut que le cours du sang soit complètement arrêté par la présence d'un caillot dans la veine rénale. La thrombose des veines émulgentes, très-commune dans les premières semaines de la vie, rare après cette époque, ne se rencontre guère que dans l'athrepsie aiguë.

Plusieurs auteurs ont observé la thrombose des veines rénales chez les enfants. Rayer (1) en cite deux observations, Otto Beckmann (2) en a observé dix cas, Pollak (3) en rapporte douze; mais c'est surtout M. le professeur Par-

(1) Rayer. Traité des maladies des reins, t. III, p. 592-594, t. II, p. 104-268.

(1) O. Beckmann. Verhandluug d. Wurzburg physik u. medic. Gesell, B. XI, p. 201.

(3) Pollak. Wiener medicinische Presse 1871.

rot (1), qui a insisté sur la fréquence de cette lésion chez les nouveau-nés, et qui en a indiqué les caractères les plus habituels.

J'ai pu analyser 45 observations complètes. La lésion était bilatérale dans les deux tiers des cas. Le caillot occupait d'ordinaire le tronc même de la veine rénale; dans le quart de nos observations, les branches veineuses de second ordre étaient seules oblitérées. Quelquefois sur un même sujet, les thrombus siégeaient d'un côté dans la veine émulgente, et ne se trouvaient que dans les veinules du côté opposé.

La lésion ne se reconnaît parfois qu'an moment où l'on a divisé le rein suivant son grand axe ; aucun changement d'aspect, aucune augmentation de volume n'ont appelé l'attention du côté de la veine; mais ces faits sont exceptionnels. Habituellement, on est averti de l'existence de la thrombose, avant même d'avoir débarrassé le rein de son enveloppe cellulo-adipeuse. L'organe est gonflé et lobulé; son volume est plus foncé. La capsule fibreuse se détache facilement : on aperçoit alors la surface du rein marbrée de taches noires ou brunes d'apparence ecchymotique.

Le rein dépouillé de ses enveloppes est plus pesant que d'habitude, et cette différence de poids est très-appréciable dans le cas où la lésion est unilatérale. On trouve, par exemple, que le rein malade pèse de 18 à 20 grammes, tandis que le rein du côté opposé pèse de 12 à 14 grammes.

Au niveau du hile, en avant du bassinet et de l'artère rénale, on sent alors un cordon rigide, cylindrique, qui d'une part se prolonge dans le rein, et d'autre part s'étend vers la veine cave. Si la lésion est double, il est assez

(1) Parrot. Etude sur l'encéphalopathie urémique, etc. Arch. gen. de méd. 1872. — Mémoire sur la tubulhématie rénale. Archives de phys. 1873

fréquent que le tronc même de la veine cave soit oblitéré, et que le thrombus se propage jusque dans les veines iliaques. Après avoir divisé le rein, on suit facilement les coagulations, d'abord dans l'intervalle des pyramides, puis entre la substance corticale et la substance médullaire, où elles se terminent, sans qu'il soit possible en aucun cas, même avec le microscope, de les suivre plus loin.

Quand les caillots, au lieu de remplir la veine émulgente, occupent les veines secondaires, ils se montrent sous forme de bâtonnets rigides plus ou moins décolorés qui font relief entre les pyramides, et se terminent comme dans les cas précédents au point de jonction des deux substances.

Jamais les coagulations n'adhèrent aux parois veineuses d'une façon très-intime; leurs parties blanches, plus ou moins ramollies, qui sont les plus anciennes, se trouvent toujours dans le tronc même de la veine ou dans les branches qui s'y jettent; tandis qu'il n'existe guère dans l'épaisseur du rein que des prolongements cruoriques.

Sur une coupe, l'aspect de l'organe malade est caractéristique. Les deux substances sont nettement séparées, et les pyramides se dessinent sous forme de cônes noirs ou lie de vin foncé, d'apparence apoplectique. Le sommet des cônes est souvent encombré par des produits uratiques qui sortent des tubes sous la pression du doigt et versent dans les calices une poussière jaune d'or. Ordinairement la réplétion sanguine est à son maximum au niveau de la base des pyramides; la limite qui sépare la substance corticale de la substance médullaire se trouve ainsi marquée par une ligne sinueuse, très-foncée, d'où partent des stries noirâtres qui se dirigent vers la capsule. A part ces stries qui correspondent aux pyramides de Ferrein, la substance corticale semble peu modifiée : elle a une coloration jaune brunâtre qui tranche nettement sur la teinte des pyramides.

Cet aspect du rein est peu variable. Dans les cas où l'organe n'a pas subi d'augmentation de volume, la congestion de la substance médullaire est peu accentuée Enfin, dans trois observations, il existait, em même temps qu'une accumulation de sang dans la substance médullaire, des foyers de suppuration dont j'aurai àparler plus loin.

Ces données, fournies par un examen rapide à l'œil nu n'auraient qu'un intérêt bien médiocre si l'on n'étudiait pas les lésions consécutives à la thrombose rénale les unes après les autres à l'aide du microscope.

La congestion, poussée à ses dernières limites, est l'accident le plus habituel. On pourrait croire *à priori*, que cette hyperémie doit être constante et atteindre fatalement un degré très-élevé. Le sang, ne pouvant plus traverser le seul vaisseau par lequel il puisse retourner vers le cœur, doit stagner dans le rein et l'engorger. C'est, en effet, ce qui arrive le plus ordinairement; mais, pourquoi des reins dont les veines sont obstruées par des caillots manifestement anciens sont-ils à peine congestionnés? Peut-être dans ces cas, comme dans un fait que j'ai observé, le caillot est-il latéral ? On pourrait encore invoquer la déplétion par les collatérales (veines capsulaires, veines de l'uretère), signalée par Leudet (1). Ces faits sont d'ailleurs assez rares.

Les particularités anatomiques que le microscope fait reconnaître dans les congestions intenses, se présentent toujours avec des caractères à peu près identiques. Dans les pyramides de Malpighi, surtout vers leur base, les éléments tubuleux sont aplatis et écartés par les capil-

(1) Leudet. Mémoires de la Soc. de biologie 1852. Gaz. méd. 1862.

laires sanguins énormément dilatés et gorgés de globules rouges empilés. Leur calibre s'est affaissé, mais leur épithélium se distingue nettement à la coloration rouge qu'il prend sous l'influence du carmin ; souvent les cellules épithéliales sont presque entièrement converties en gouttes de graisse jaunâtre. Les gros tubes de Bellini seuls restent entrouverts ; on y trouve parfois des cristaux uratiques, mais jamais de globules rouges comme dans les cas de tubulhématie rapportés par M. Parrot.

Dans les pyramides de Ferrein les tubes urinifères semblent également étouffés entre les vaisseaux sanguins qui pénètrent avec eux jusqu'au voisinage de la capsule. Mais dans la région des tubes contournés et des glomérules, l'aspect change brusquement. Toute trace de congestion a presque disparu ; la préparation est remplie de gros tubes gorgés de cellules granulo-graisseuses dont les noyaux se colorent légèrement par le carmin. Entre ces tubes on voit des glomérules dont le lacis vasculaire n'est pas très-distendu. Au-dessous de la capsule reparaissent quelques vaisseaux remplis outre mesure par les éléments du sang ; ce sont les branches des étoiles de Verheyen.

Cette congestion, intense dans la substance médullaire du rein, très-peu apparente dans la substance corticale, nous montre qu'au point de vue anatomo-pathologique, comme au point de vue physiologique, la partie corticale de l'organe uro-poiétique est surtout artérielle, et la partie médullaire surtout veineuse. Les artérioles coupées en travers sont parfaitement vides, et leurs parois sont revenues sur elles-mêmes ; les veines, au contraire, très-distendues, sont remplies par des caillots cruoriques marbrés de stries fibrino-leucocytiques.

Dans un certain nombre d'observations, les pyramides avaient une couleur extrêmement foncée, qui rappelait celle d'une rate gorgée de sang ; on pouvait donc penser que la congestion ayant dépassé le degré de résistance des parois vasculaires, une hémorrhagie interstitielle s'était produite. Cette lésion, à peine indiquée par Beckmann, méritait d'attirer l'attention.

Sur des coupes minces, faites après durcissement, et montées en préparations persistantes, on trouve une masse de globules rouges, serrés les uns contre les autres, devenus polyédriques par pression réciproque, et formant une sorte de pavé assez régulier. Au milieu de ces hématies apparaissent, de distance en distance, des travées conjonctives fortement colorées en rouge, dans lesquelles il est possible de reconnaître à la présence de quelques cellules épithéliales, des débris de tubes urinifères aplatis ou dilacérés, mais ne contenant pas de globules rouges. Dans presque tous les cas le sang a subi une altération notable, et sa matière colorante forme de gros cristaux brunâtres, semblables à ceux qui se déposent dans le tissu conjonctif des animaux auxquels on injecte du sang sous la peau.

Cette apoplexie interstitielle n'est pas uniformément répandue dans toute l'épaisseur de la pyramide lésée; le tissu du rein est trop résistant pour se laisser ainsi détruire; elle est disposée en îlots, en foyers plus ou moins étendus, assez régulièrement placés, et correspondant à des veinules oblitérées. Cette relation directe entre les thromboses des petites veines et les foyers apoplectiques m'a paru évidente. En effet, sur des coupes heureuses, on peut voir parfois avec une netteté presque schématique, à l'union des deux substances du rein, une veinule oblitérée par un caillot : à cette veinule aboutissent une ou plusieurs branches capillaires, qui d'autre part plongent dans la substance médullaire, puis se perdent au milieu d'un lacis de vaisseaux gorgés de sang qui entourent un noyau apoplectique.

Dans tous les cas où il existait dans le reins des hémorrhagies interstitielles, il était possible de trouver dans leur voisinage des veinules occupées par des caillots, souvent cruoriques, mais complétement oblitérants ; on rencontrait aussi une stéatose avancée des deux substances. L'examen des artères les a constamment montrées vides, et parfaitement saines.

Faut-il attribuer ces foyers hémorrhagiques à une rupture des capillaires trop distendus, ou bien à une simple filtration des élémentsdu sang? La disposition des extravasations sanguines peut faire penser qu'il s'agit plutôt d'une rupture : mais il est difficile de donner une affirmation plus catégorique.

J'ai vu, au commencement de l'année 1876, dans le service de M. Parrot, chez un enfant de 8 ans qui avait succombé pendant la convalescence d'une variole aux accidents produits par une thrombose des sinus de la duremère, une altération très-curieuse des reins. Ces organes, très-volumineux, semblaient d'abord un peu lobulés. Quand on les avait séparés de l'enveloppe adipeuse et de la capsule légèrement adhérentes, on trouvait leur surface marbrée de taches jaunes, puriformes, entourées d'une aréole rouge. A droite comme à gauche, des coagulations blanchâtres anciennes, ramollies par places, remplissaient les veines secondaires, et s'étendaient d'une part, jusqu'au tronc de la veine rénale, pour se terminer d'autre part, à l'union de la substance corticale avec la substance médullaire. Sur une coupe médiane des reins, la lésion apparaissait dans toute sa netteté : des triangles jaunes, à base périphérique, pénétraient à travers la substance corticale jusqu'au sommet des pyramides ; leur centre était ramolli dans certains points, et converti en bouillie purulente ; leur sommet, placé dans la substance médullaire, et leurs bords latéraux, étaient limités par une zone rouge ou noirâtre d'apparence ecchymotique. Tout dans l'aspect extérieur de ces lésions rappelait les caractères des infarctus suppurés.

L'importance de ce fait eût été médiocre s'il était resté isolé; mais j'eus l'occasion d'examiner deux autres reins atteints de semblables altérations. L'un de ces reins appartenait à un enfant mort par athrepsie en 1875. Il n'existait pas de thrombus dans la veine rénale, mais des caillots fibrino-leucocytiques dans plusieurs des veines situées entre les pyramide de Malpighi. La substance corticale était encore occupée par des foyers de suppuration en forme de cônes, dont le sommet pénétrait dans la substance médullaire. Dans l'autre rein, recueilli en juillet 1876, la lésion semblait à son début. Le tronc de la veine rénale était rempli par un gros caillot blanc déjà ramolli; les pyramides étaient noires, apoplectiques, et, dans un point de la substance corticale, on trouvait un noyau jaune, gros comme une lentille, et non complètement ramolli.

L'examen histologique de ces altérations fut fait avec soin. Dans le premier cas, où la lésion était surprise à son début, on trouvait d'abord, avec le microscope comme à l'œil nu, une infiltration sanguine peu étendue au pourtour du noyau jaunâtre de la substance corticale. Dans cette zone, les tubes contournés étaient dissociés par des amas de globules rouges extravasés, au milieu desquels apparaissaient de nombreux globules blancs. Sur les bords du foyer lui-même, les leucocytes devenaient plus abondants; plus loin, les globules rouges disparaissant, ils restaient seuls interposés entre les éléments du rein. On était alors frappé de l'altération profonde qu'avaient subie les tubes contournés et les glomérules; les éléments granuleux, mal limités, et comme fondus ensemble, avaient résisté à l'action du carmin, et tranchaient par leur coloration brunâtre sur le reste de la préparation. Cette altération était la lésion dominante au centre du foyer. Il s'était donc fait là une sorte de mortification limitée : les parties nécrosées s'étaient entourées d'une zone congestive et apoplectique; puis, elles avaient été envahies par les leucocytes.

Dans les deux premiers cas, les foyers puriformes étaient constitués surtout par une énorme accumulation de leucocytes. Ces éléments, fortement dégénérés au centre de la lésion, moins altérés sur les bords, s'infiltraient entre les éléments normaux du rein, tubes urinifères et glomérules. Ceux-ci, notablement altérés à la périphérie du noyau suppuré, devenaient absolument méconnaissables dans la partie centrale. Dans la zone rouge qui bordait les abcès, des capillaires gorgés de sang, ou de petites extravasations sanguines, remplissaient le champ de la préparation.

Les veinules, dans ces trois cas, étaient oblitérées par des caillots; les artères, examinées avec le plus grand soin, étaient partout vides et revenues sur elles-mêmes. Chez l'enfant de 8 ans, l'épithélium des tubes contournés avait subi la transformation colloïde; chez les deux nouveau-nés, il présentait une stéatose très-avancée.

Il est permis de se demander si toutes ces lésions reconnaissaient pour cause la thrombose des veines. On conçoit facilement que l'oblitération du vaisseau efférent puisse produire les congestions et même les foyers apoplectiques; mais en est-il de même des foyers de suppuration ? L'ancienneté des caillots semble prouver qu'ils ont préexisté à la formation du pus, et cette opinion devient encore plus probable quand on examine les rapports intimes qui existent entre les veinules oblitérées et les collections purulentes. En dehors des caillots veineux il n'existait dans les reins aucune cause locale d'irritation, et rien n'autorise à supposer l'existence de lésions artérielles qui auraient échappé à l'examen. Les thromboses auraient donc pu produire ces espèces d'infarctus, en se formant dans des reins déjà malades et chez des individus placés dans de mauvaises conditions. Pour Magendie et pour Meckel, l'occlusion des veines était capable, dans certains cas, de donner naissance à des foyers de suppuration. Leur opinion pourrait peut-être se trouver justifiée par les cas présents.

Partie clinique. — Les troubles de la sécrétion urinaire par lesquels peuvent se révéler les congestions passives du rein n'ont rien de spécial chez les enfants.

A tous les âges, la distension exagérée des veinules du rein a pour résultat de produire dans l'organe une anémie artérielle relative, de diminuer la sécrétion, de la modifier et d'amener le passage dans l'urine d'une certaine proportion d'albumine.

Mais, bien souvent, il est difficile de dire si les trouble- de l'uropoièse sont dus à la congestion passive du rein ou bien à une altération des éléments épithéliaux. Ces altérations épithéliales, chez les enfants, dominent la pathos logie rénale. C'est à la stéatose des éléments sécréteurs du rein plutôt qu'à la congestion passive qui l'accompagne souvent que sont dus les accidents urémiques dont M. Parrot a tracé le tableau.

Si ces congestions passives ne nous présentent rien de spécial à signaler, en est-il de même de la thrombose. Les lésions produites par la présence des caillots dans la veine rénale aboutissent souvent, d'une façon à peu près certaine, à la suppression de la fonction urinaire. En effet, à la stéatose des éléments de la substance corticale s'ajoutent des altérations profondes de la substance médullaire, dont les tubes sont dissociés par une hémorrhagie interstitielle, ou comprimés par les capillaires sanguins énormément distendus. On pourrait donc chercher dans les troubles de l'uropoïèse et dans les manifestations générales d'une intoxication urémique des éléments pour le diagnostic de la thrombose rénale; mais, la stéatose, si habituelle dans les formes rapides de l'athrepsie, peut en dehors de toute oblitération vasculaire amener une modification profonde, ou même une suppression presque absolue de la sécrétion urinaire. Il n'est donc guère permis de conclure d'un trouble de la fonction urinaire à l'existence d'une lésion veineuse.

Voici, cependant, les symptômes que l'on rencontre d'habitude :

L'urine a une teinte foncée et safranée ; dans aucun cas elle ne tache le linge en rouge ; on peut à peine en recueillir quelques gouttes et souvent l'excrétion est presque complètement supprimée. Elle laisse déposer au bout de la verge une poussière jaune uratique, fait qui témoigne de la concentration qu'elle a subie ; elle rougit le papier de tournesol comme un acide énergique, et renferme souvent de l'albumine en proportion variable. Ces caractères, on le voit, n'ont rien de bien spécial à la thrombose, car ils se rencontrent dans presque tous les cas d'athrepsie aiguë.

L'apparition d'accidents urémiques à forme convulsive, comateuse ou dyspnéique, constitue une certaine probabilité en faveur de l'existence d'une thrombose rénale, mais ce n'est qu'une probabilité.

La température et le pouls suivent la marche qui leur est habituelle dans l'atrepsie, c'est-à-dire une descente progressive. Les vomissements qui se rencontrent quelquefois sont liés souvent à des altérations gastriques.

Il y a loin de ces résultats insuffisants pour nous permettre de tenter un diagnostic, à ceux qu'annonce Pollak dans un mémoire publié à Vienne, et basé sur douze observations. Pour le professeur viennois, lorsqu'il existe une thrombose rénale la matière colorante du sang se transforme en hématoïdine et donne à la peau une coloration bronzée caractéristique ; en même temps on voit apparaître dans l'urine les éléments du sang (globules, albumine, hématine). Ces faits contredisent les observations de Beckmann qui a rencontré dix cas de thrombose rénale sans jamais trouver de sang dans les bassinets ou la vessie. Cette divergence d'opinions peut s'expliquer facilement. Pollak est tombé sur une série de cas spéciaux ; il a décrit une maladie que M. Parrot a étudiée en 1873 dans les Archives de physiologie, sous le nom de tubulhématie rénale, la caractérisant ainsi par son signe anatomique (la présence du sang dans les tubules du rein). Cette affection avait été observée à Lyon, la même année par M. Laroyenne, et nous la trouvons décrite sous le nom de maladie bronzée hématique par M. Charrin (1) qui en rapporte treize observations.

Je ne vois dans cette thèse aucun cas de thrombose rénale. Si dans quelques observations de Pollak comme dans un des faits rapportés par M. Parrot on rencontre cette lésion, il ne faut voir entre elle et l'altération rénale qu'une simple coïncidence ou la subordonner à cette altération.

(1) Charrin. Thèse de Paris 1873.

CAAPITRE V.

Lésions diverses d'origine veineuse.

Après avoir étudié dans l'encéphale et dans le rein des lésions variées dont l'origine veineuse nous semble incontestable, il nous reste à jeter un coup d'œil rapide sur les désordres que la stase sanguine ou les thromboses veineuses peuvent produire dans d'autres viscères.

Intestin et estomac. — Les troubles digestifs ont une si grande importance dans l'athrepsie, qu'on pourrait s'attendre à trouver dans l'intestin des enfants qui sont emportés par cette maladie des inflammations intenses et des lésions profondes. Il n'en est rien. Dans presque tous les cas, surtout si la maladie a présenté une évolution lente, la muqueuse intestinale grisâtre ou blanc rosé est intacte; elle n'est ni boursouflée, ni épaissie. Si on traite des lambeaux de cette muqueuse par l'acide osmique ou si on l'imprègne d'argent pour fixer les éléments épithéliaux quelques heures après la mort, on trouve le revêtement épithélial à peu près normal. Au milieu des cellules prismatiques on voit de distance en distance des cellules caliciformes dont le nombre même ne semble pas notablement augmenté. Sur des coupes on ne constate ni prolifération ni modification des éléments de la muqueuse.

Mais un fait à peu près constant, qui est surtout appréciable dans l'athrepsie aiguë, c'est la dilatation de toutes les veinules. Ces vaisseaux sont gorgés de globules rouges, et parfois on rencontre les hématies extravasées en nombre plus ou moins considérable dans l'épaisseur de la tunique celluleuse ou de la muqueuse.

Cette congestion passive de l'intestin, qui n'est sans doute qu'un trouble circulatoire secondaire, au même titre que les autres congestions viscérales, gêne l'absorption et modifie peut-être les sécrétions intestinales ; mais dans la plupart des cas elle ne paraît pas avoir une grande importance.

Au-dessus de deux mois les congestions intestinales sont encore assez fréquentes. Les hypérémies actives seules ont alors un véritable intérêt, et l'on est frappé surtout du rôle que jouent les appareils lymphatiques, c'est-à-dire les follicules isolés ou agminés, dans la production des lésions intestinales.

Dans certains cas la congestion passive de l'intestin peut causer des accidents. On l'a vue provoquer des hémorrhagies. J'ai observé un enfant, né avant terme, qui succomba à l'athrepsie après avoir rejeté pendant plusieurs jours des matières muqueuses mêlées de sang. A l'autopsie la muqueuse intestinale épaissie avait un aspect apoplectique ; un mucus sanglant remplissait tout le gros intestin. Sur des préparations histologiques de cette portion du tube digestif on voyait les veinules énormément dilatées ; des globules rouges extravasés formaient des amas dans l'intervalle des faisceaux conjonctifs de la tunique celluleuse et de la muqueuse. Il ne s'agissait pas là très-probablement de ruptures vasculaires, mais d'une diapédèse des globules rouges. Ces hémorrhagies ne sont pas très-fréquentes ; Billard en a cependant rencontré quinze cas chez des nouveau-nés. Comme elles surviennent chez des enfants débiles et déjà très-malades, elles aggravent encore le pronostic, et ne sont guère compatibles avec la vie.

J'ai pu observer plusieurs fois sur des coupes fines de

l'estomac l'intensité des congestions veineuses dans les affections inflammatoires de l'estomac ou de l'intestin auxquelles M. Parrot a donné le nom d'inflammations pseudo-membraneuses ou diphthéroïdes. Il est bien difficile de faire dans ces cas la part de l'hyperémie et celle de la phlegmasie. Je ne m'y arrêterai donc pas.

Nous devons dire un mot des ulcérations. Celles-ci se produisent chez le nouveau-né à peu près exclusivement dans l'estomac. Dans un cas où une exulcération assez large de la muqueuse gastrique reposait sur un fond rouge et apoplectique, j'examinai avec soin des coupes de l'estomac faites à ce niveau. Les veines de la tunique celluleuse étaient remplies de caillots formés en grande partie de leucocytes dont les bandes épaisses étaient séparées par quelques traînées de globules rouges. Ce fait ne peut sans doute pas être généralisé, cependant M. Parrot a trouvé dans les veinules voisines des ulcérations des granulations fibrineuses qui lui font admettre la possibilité de petites thromboses. Si on rapproche ces faits des ulcérations stomachales de l'adulte on ne s'étonnera nullement de l'existence de ces oblitérations vasculaires.

Capsules surrénales. — Ces organes si friables que leur centre est souvent ramolli au moment où l'on fait les autopsies, contiennent un lacis veineux extrêmement abondant qui leur donne l'aspect d'un tissu érectile. Ces veines viennent se terminer par un tronc principal assez volumineux, à gauche dans la veine rénale, à droite directement dans la veine cave. Sous l'influence du ralentissement général de la circulation, ou à la suite des thromboses des veines rénales, le cours du sang peut se trouver entravé dans les vaisseaux capsulaires. On voit alors se former des congestions intenses ou des extravasations sanguines.

Dans les cas de congestion, on trouve sur des coupes minces les cordons corticaux dissociés par des capillaires remplis de globules rouges ; au centre, le lacis vasculaire est extrêmement riche, et remplit à lui seul presque toute la préparation. On distingue au milieu de la masse des globules rouges les contours des vaisseaux, et les éléments normaux qui semblent étouffés dans leur intervalle. A l'œil nu, la capsule considérablement augmentée de volume est rouge, et présente sur une surface de section la coloration noirâtre du sang veineux ou d'une coagulation sanguine récente.

Une telle réplétion amène souvent des ruptures vasculaires; le sang détruit la partie centrale de l'organe et s'y accumule. La capsule surrénale présente alors l'aspect d'une poche dont la consistance rappelle la bosse sanguine du céphalœmatôme. M. Parrot a cité, dans son mémoire sur l'encéphalopathie urémique, trois cas de ce genre. Depuis lors, beaucoup d'autres faits analogues se sont présentés à lui. Ces hémorrhagies, en raison du rôle mal connu que jouent dans l'économie les organes où elles se forment n'auraient qu'une importance médiocre, si l'on ne savait pas que parfois la poche sanguine peut se rompre. Le sang s'épanche alors sous la péritoine, s'infiltre dens le tissu conjonctif qui entoure le rein, fuse autour du pancréas, sous le diaphragme, et peut ainsi donner naissance à des lésions importantes.

Foie. — Lorsque le sang stagne dans toutes les parties du système veineux, le foie, ce parenchyme vasculaire, n'échappe pas à la règle commune, il se congestionne. Chez l'enfant qui naît, les brusques changements circulatoires que produit l'oblitération de la veine ombilicale peuvent amener une stase du sang dans les veines du foie. En général cette congestion n'est pas poussée bien loin ;

elle nous intéresserait peu si on n'avait pas tenté d'expliquer par une hyperémie passive du foie l'apparition de l'ictère bénin et passager des nouveau-nés.

Billard et Valleix (1) ne voyaient dans cet ictère qu'une teinte ecchymotique de la peau, trop congestionnée au moment de la naissance. D'autres auteurs invoquent l'existence d'une phlegmasie des voies biliaires (Virchow, Bouchut) (2) ou d'un épaississement de la bile capable d'amener la rétention et la résorption de ce liquide. Sennert a fait intervenir la rétention du méconium. Pour Frerichs (3), la tension diminue subitement dans les vaisseaux sanguins, et l'ictère se produit. Hewitt fait jouer le principal rôle à la stase sanguine, plus accentuée chez les enfants débiles et nés avant terme que chez les enfants vigoureux. En présence de ces opinions variées, il nous est bien difficile de faire jouer un rôle exclusif à la congestion hépatique dans la production de l'ictère des nouveau-nés, ce point d'ailleurs demande de nouvelles recherches.

Les coagulations sanguines se forment très-rarement dans le système des veines hépatiques. Chez l'enfant au-dessus de 3 ou 4 ans on rencontre comme chez l'adulte quelques exemples de thrombose de la veine porte. J'en trouve entre autres une observation recueillie en 1872 dans le service de M. Bouchut, et publiée dans les Bulletins de la Société anatomique.

Je ne parlerai pas de l'altération en quelque sorte physiologique de la veine ombilicale après la section du cordon : dans certains cas cependant cette veine s'enflamme, suppure, et l'irritation peut ainsi se transmettre jusqu'à la veine porte, qui parfois s'oblitère.

(1) Billard. Valleix. Loc. cit.
(2) Bouchut. Maladies des nouveau-nés.
(3) Frerichs. Traité des maladies du foie.

Rate. — On ne rencontre pas de thromboses dans les veines efférentes de la rate. Les congestions passives de de cet organe dans l'enfance ont un rôle sans importance.

Testicule. — Je ne citerai ici qu'un fait. Chez un enfant qui présentait une thrombose des veines rénales, le testicule droit était plus volumineux que le gauche ; il avait pris une coloration violette, aussi nette à la périphérie de l'organe que sur une coupe. Les veinules efférentes contenaient des coagulations semblables à celles qui remplissaient les veines du rein.

Thromboses dans les veines périphériques. — Autant les coagulations se forment fréquemment chez l'adulte dans les veines des membres, autant elles sont rares dans les veines périphériques des nouveau-nés. Les veines du cou sont parfois oblitérées. Chez un enfant athrepsié qui présentait une asymétrie notable de la face, une des veines jugulaires était oblitérée par un caillot qui se prolongeait jusqu'à l'abouchement de cette veine dans la sous-clavière, et se terminait par une pointe mousse à ses deux extrémités. Ces thromboses des jugulaires sont plus fréquentes chez l'enfant qui a plus de deux mois. Dans ces cas, elles ont ordinairement pour cause la compression qu'exercent sur les veines les masses ganglionnaires engorgées ou caséeuses qui se rencontrent si souvent dans la région du cou.

Les enfants de quelques années qui, au point de vue pathologique, sont presque des adultes, sont les seuls chez qui l'on observe parfois des thromboses dans les veines des membres.

Faut-il attribuer avec Cruveilhier les taches ecchymotiques qui se rencontrent sur la peau à des oblitérations des veinules? Quoique dans un certain nombre de cas ces taches aient coexisté chez les nouveau-nés avec des thromboses dans les sinus ou dans les veines rénales, il n'y a pas de raison pour les subordonner à une lésion veineuse que rien ne démontre encore. Il ne me semble pas prouvé non plus qu'il s'agisse là d'embolies artérielles, comme l'admettent quelques auteurs.

CHAPITRE VI.

Des thromboses de l'artère pulmonaire.

En même temps qu'il existe chez l'enfant des congestions passives et des thromboses dans les veines de la grande circulation, il est fréquent de trouver des hyperémies ou des caillots dans les vaisseaux du poumon. Mais ici ce ne sont plus les veines qui sont leur siége habituel, c'est l'artère pulmonaire et ses branches, c'est-à-dire encore le système à sang noir, les vaisseaux qui charrient le sang veineux.

Nous nous occuperons spécialement, dans ce chapitre, des caillots de l'artère pulmonaire, nous réservant de dire quelques mots des congestions à propos des conditions dans lesquelles se forment ces caillots.

Quand on trouve l'artère pulmonaire oblitérée par un caillot, peut-on dire si cette concrétion sanguine s'est formée *in situ*, ou bien si elle vient d'autre part ; en un mot, peut-on reconnaître s'il s'agit d'une coagulation autochthone ou d'un transport embolique? Les auteurs qui ont étudié cette question chez l'adulte, lui ayant donné des solutions différentes, il était nécessaire de la poser au début de cette étude.

Knox, Bouillaud, Cruveilhier, Gendrin, etc., avaient examiné des caillots de l'artère pulmonaire ; ils avaient même remarqué parfois leur coïncidence avec des foyers apoplectiques ; mais ils n'avaient pas songé que ces caillots pussent venir d'autre part, et ils les avaient crus formés sur place.

Avec Virchow et la théorie de l'embolie, tout change, et

bientôt la présence des coagulations dans l'artère pulmonaire est attribuée exclusivement à ce dernier processus. Aussi, sous l'influence des travaux de Virchow et de son école, sous l'impression d'études faites à la Salpétrière, où le processus embolique peut être bien étudié, M. Ball (1), dans sa thèse, disait-il, à propos des caillots formés sur place dans l'artère pulmonaire : « C'est dans les petites ramifications qu'ils doivent nécessairement prendre naissance. Il est, en effet, difficile de concevoir la formation d'un caillot sans adhérences au beau milieu du tronc pulmonaire ou de ses principales branches ; que devient alors la force impulsive du cœur? Sauf le cas de prolongements fibrineux d'un polype du ventricule droit, nous ne saurions admettre une origine centrale pour les obstructions de l'artère pulmonaire ; ce n'est tout au plus que dans les derniers instants de la vie qu'une pareille stase de la circulation est possible. »

Le rôle de la thrombose est donc bien effacé ; M. Ball lui accorde cependant une petite place. M. Bertin (2), de Montpellier, n'imite pas cette réserve, et, dans son enthousiasme pour le processus embolique, il dit : « La physiologie repousse avec force la possibilité d'une coagulation spontanée au sein des vaisseaux artériels et particulièrement dans l'aorte pulmonaire, et confirme énergiquement la négation de Virchow. »

Dans une thèse très-remarquable sur l'apoplexie pulmonaire, M. Duguet se tient dans une prudente réserve : il ne nie pas la possibilité des thromboses dans l'artère pulmonaire, il la discute, et termine en disant : « Si, en réalité, les thromboses de l'artère existent, elles doivent être extrêmement rares. »

(1) Thèse de Paris 1862.
(2) Bertin. Etude critique de l'embolie. Montpellier 1866.

On avait noté cependant à plusieurs reprises, dans l'artère pulmonaire, l'existence de plaques inflammatoires capables d'amener la production des caillots. Mais, en dehors même de ces faits qui tendraient seulement à prouver que les coagulations sanguines de l'artère pulmonaire peuvent avoir une autre source que le processus embolique, nous trouvons dans les bulletins de la Société anatomique et dans les recueils périodiques un certain nombre de coagulations autochthones formées dans l'aorte pulmonaire indépendamment de toute lésion de ce vaisseau (2).

M. Homolle insiste sur l'importance des thromboses pulmonaires dans le cours des cachexies, et montre l'analogie qui existe entre ces thromboses et celles qui se font dans les veines des membres. Dans une thèse récente, M. C. Favre (1875), rapportant les observations de MM. Homolle et Remy, cite un fait nouveau recueilli par M. Hanot et s'efforce d'établir la symptomatologie de la lésion.

Tous ces faits portent une rude atteinte à la théorie trop exclusive de Virchow ; il n'en reste pas moins établi que le rôle de la thrombose pulmonaire chez l'adulte n'est pas encore bien délimité, et que l'embolie semble tenir le premier rang, surtout si l'on se place au point de vue des accidents que peut produire l'occlusion des branches artérielles.

En est-il de même chez l'enfant ? On pourrait le croire si l'on songe à la fréquence des thromboses veineuses, et

(1) Duguet. Thèse d'agrég. 1872.

(2) Rosapelly. Soc. anat. 1873.
Yéo de Dublin. Dans Journal de Dublin, mai 1875.
Humbert Mollière. Dans Gaz. hebd. 1873, n° 45.
Parrot. Société de biologie 1873.
Homolle. Soc. anat. 1874.
Remy. Id. 1874.
A. Robin. Id. 1875.
Darolles. Id. 1875, etc.

si l'on remarque que les oblitérations de l'artère pulmonaire se rencontrent surtout dans les cas ou quelqu'une des veines viscérales est oblitérée. Il n'en est rien cependant. Après l'étude des faits nombreux qu'il m'a communiqués, M. Parrot affirme que toutes les concrétions qu'il a rencontrées dans le poumon sont le résultat d'une thrombose et non d'une embolie. Que l'embolie puisse se faire lorsque, chez des enfants déjà grands, il existe des caillots dans les sinus de la dure-mère, dans les veines du rein, etc., c'est ce que je ne saurais nier sans m'exposer à être trop exclusif; mais ces faits sont tout au moins beaucoup plus rares que ne le prétend M. Bouchut.

Une étude détaillée des caillots, basée sur vingt-cinq observations, nous éclairera j'espère sur les points qui pourraient sembler douteux, et confirmera l'interprétation de M.Parrot.

Dans les deux tiers des cas, le caillot occupait le tronc de l'artère pulmonaire, une de ses branches de bifurcation, ou bien un des gros rameaux qui pénètrent dans le parenchyme au niveau du hile; dans les autres observations il siégeait exclusivement dans les branches secondaires. Assez rarement on voit de gros caillots partir du ventricule droit, s'étrangler au niveau de l'orifice pulmonaire, pousser des prolongements vers la concavité des valvules sigmoïdes, et envoyer des branches et des rameaux dans les divisions de l'artère. Du côté du cœur, le thrombus se termine par une extrémité nette, arrondie ou conoïde, qui occupe soit le tronc même de l'artère pulmonaire, soit une branche de bifurcation de ce tronc.

Les coagulations se forment vers le hile dans la majorité des cas ; de là elles envoient dans les artérioles des prolongements plus ou moins étendus. En général toutes les branches artérielles ne sont pas oblitérées ; une, deux, ou plus sont obstruées, et c'est surtout dans les parties inférieures du poumon qu'on peut suivre les ramifications du caillot. Tantôt les coagulations occupent à la fois les deux poumons, tantôt elles sont unilatérales.

Dans presque tous les cas, il s'agit de coagulations assez denses, grises ou blanchâtres, prenant à une certaine distance du point qui correspond à leur origine une teinte marbrée, pour devenir nettement cruoriques à leur extrémité terminale. Ce sont en un mot des caillots régulièrement formés par un travail continu, et qui par leur structure, rappellent à s'y méprendre la disposition que nous avons rencontrée dans les thrombus des sinus ou des veines du rein. Très-régulières dans leur stratification, ces concrétions sanguines formées de couches concentriques, plus ou moins ramollies au centre, ne présentent pas l'irrégularité bien connue des caillots emboliques. Elles obturent complètement le vaisseau, se moulent sur ses parois et les distendent ; elles adhèrent faiblement à la tunique interne sur laquelle elles s'appliquent exactement. Jamais on ne trouve là ces masses grisâtres, nettement cassées, qui portent encore l'empreinte de valvules veineuses, et qui sont placées à cheval sur l'éperon saillant d'une bifurcation artérielle.

Les caillots des rameaux se continuent sans ligne de démarcation avec ceux des grosses branches ; les couches grises se succèdent sans interruption d'un point à l'autre, et le coagulum ne prend que graduellement l'aspect cruorique. Cette régularité des caillots, leur adaptation exacte aux vaisseaux qu'ils oblitèrent, leur structure, leurs ramifications, leur terminaison vers le cœur par une extrémité arrondie ne permettent pas de douter de leur formation autochthone, et les distinguent suffisamment des transports emboliques.

Si je voulais étudier en détail la structure de ces caillots, et les altérations des parois vasculaires auxquelles peut donner lieu leur présence, je n'aurais qu'à reprendre mot pour mot ce que j'ai dit plus haut à propos des thromboses veineuses. Jamais on n'a rencontré de plaques athéromateuses dans les cas que je rapporte ; la thrombose a donc eu pour cause le ralentissement du sang et l'altération qu'a fait subir à ce liquide un état général grave.

Quand on examine attentivement les poumons il est difficile de laisser passer inaperçue la présence d'un thrombus volumineux ; assez souvent d'ailleurs des lésions importantes attirent l'attention du côté des vaisseaux pulmonaires, et font reconnaitre leur oblitération.

Les altérations du poumon que nous avons rencontrées dans les cas où il existait un thrombus dans l'artère sont nombreuses et variées ; nos observations mentionnent la congestion, l'état fœtal, la pneumonie, l'apoplexie pulmonaire, les infarctus suppurés et la gangrène. Il ne faudrait pas conclure de là que l'oblitération des branches vasculaires qui apportent le sang noir à l'organe de l'hématose puisse à elle seule produire à peu près indistinctement toutes ces lésions. Il y a évidemment là un choix à faire : tels désordres anatomiques au lieu d'être le résultat de la thrombose en sont la cause déterminante ; tels autres au contraire, en sont certainement la conséquence. L'étude de ces lésions et de leurs rapports avec les thrombus est donc intéressante à faire, car elle nous permettra de noter en passant l'influence des altérations du parenchyme pulmonaire sur sa circulation, et de comparer les résultats de la thrombose avec ceux de l'embolie, mieux étudiés dans ces derniers temps.

Dans plusieurs observations, les artères oblitérées se rendaient à des portions du poumon fortement congestionnées, vides d'air, d'aspect violacé, qui reprenaient à peu près par l'insufflation leur apparence naturelle. On sait depuis longtemps que cette atélectasie ou cet état fœtal du poumon chez des enfants qui ont respiré est essentiellement caractérisée par une congestion intense des vaisseaux, et par la présence de produits de desquamation dans les alvéoles. C'est pour M. Roger, et pour M. Damaschino le résultat d'une congestion active et inflammatoire Aussi n'est-il pas étonnant que, sur des coupes fines du poumon, on trouve une dilatation très-marquée des artérioles. Celles-ci, gorgées de globules rouges se résolvent en fins capillaires que l'on peut suivre à la surface des alvéoles pulmonaires où ils ne sont dessinés que par des trainées d'hématies. L'épithélium des alvéoles est devenu cubique, il est en partie desquamé; et dans l'intervalle des éléments épithéliaux on trouve souvent des globules rouges extravasés.

Cet état nous explique facilement la production des thromboses Le sang, avons-nous dit, se coagule parce qu'il stagne, lorsqu'il a subi les altérations encore mal connues qui prédisposent à cette coagulation. Lorsque l'hyperhémie pulmonaire avec atélectasie occupe une grande étendue du poumon chez des enfants cachectiques, on peut donc la considérer comme une cause occasionnelle de la thrombose.

Dans les cas au contraire où elle est nettement limitée au département vasculaire dans lequel se distribue l'artère oblitérée, elle parait être consécutive à l'obstruction artérielle; on observe alors le premier degré du trouble vasculaire qui, dans certaines conditions, devient assez intense pour produire l'apoplexie.

Pneumonie. Si nous avons considéré la réplétion exagérée du système artériel dans l'atélectasie du poumon comme une des conditions favorables à la production d'une thrombose, à plus forte raison devons-nous attribuer aux troubles circulatoires que déterminent les pneumonies anciennes et étendues les coagulations que l'on rencontre dans les poumons où existent ces lésions. Il est évident que les caillots de l'artère pulmonaire sont plutôt une conséquence qu'une cause quand, à la suite de rougeoles avec bronchio-pneumonies, on les trouve au milieu d'un parenchyme pulmonaire occupé sur une large surface par des foyers inflammatoires irrégulièrement disséminés et déjà anciens. Je ne nie pas que dans certains cas l'oblitération d'une branche artérielle ne puisse être la cause d'une congestion locale suivie d'un processus actif d'inflammation, lequel pourra lui-même aboutir à la suppuration; j'en ai vu des exemples; mais si j'excepte ces cas où la lésion pulmonaire est nettement limitée, et affecte la forme spéciale aux infarctus, je crois être autorisé à regarder la bronchio-pneumonie dans les cas où elle coexiste avec une thrombose pulmonaire comme une cause, et non comme un résultat de cette lésion vasculaire.

Faut-il croire alors que les coagulations qui occupent le tronc ou les branches de l'artère soient toujours le résultat de l'extension progressive d'une de ces thromboses des petits vaisseaux, si fréquentes au milieu des foyers inflammatoires anciens; ou bien ne faut-il pas admettre plutôt que l'altération du poumon n'a fait qu'ajouter un nouvel obstacle à la circulation déjà ralentie par le fait de la décrépitude organique et favoriser la formation d'un caillot à distance.

Les faits peuvent nous permettre de répondre à ces questions. Dans quelques observations, un caillot gris siége dans la branche droite de l'artère pulmonaire, et de là se prolonge sous forme de ramifications cruoriques dans les vaisseaux de deuxième et de troisième ordre. Le point le plus ancien du caillot se trouvant dans la portion du poumon la plus éloignée de la lésion, il est évident que le thrombus n'est pas parti de celle-ci. Dans d'autres cas, au contraire, c'est au milieu de foyers caséeux que l'on trouve les coagulations artérielles. Celles-ci sont intimement liées à la lésion pulmonaire, et d'ailleurs elles ne se propagent pas très-loin au-delà du noyau caséeux.

L'œdème pulmonaire signalé dans quelques cas n'est pas en général un fait isolé ; le plus souvent il accompagne une induration pneumonique, ou une autre lésion limitée; il joue un certain rôle dans la production des foyers gangréneux ; mais, pris à part, il ne présente à notre point de vue qu'un médiocre intérêt.

Infarctus. — Après avoir étudié les altérations de l'organe de l'hématose qui n'ont pas, avec l'oblitération de l'artère pulmonaire des rapports constants, je dois étudier celles qui sont plus directement placées sous l'influence de la thrombose.

On connaît bien maintenant, depuis les nombreux travaux publiés dans ces dernières années, les troubles que produit l'arrivée dans les artérioles pulmonaires de bouchons emboliques. Les lésions en foyers ou infarctus que l'on rencontre dans ces cas, soit que leur formation paraisse consécutive à une embolie fibrineuse, soit qu'elle ait été provoquée artificiellement par l'injection dans les veines de graines de petit diamètre, ont été trop bien décrites pour que je m'y arrête. Je chercherai seulement à démontrer que les lésions pulmonaires que l'on observe chez les enfants à la suite des thromboses, présentent beaucoup d'analogies avec celles que l'on rencontre à la suite des embolies.

Dans un cas, on ne voyait à l'œil nu qu'un petit noyau induré à la périphérie d'un thrombus. Tout le reste du poumon était légèrement congestionné. Sur des coupes de l'artériole oblitérée, j'ai pu constater qu'il existait dans la gaîne du vaisseau une hémorrhagie peu étendue, qui entourait l'artère comme d'un manchon.

Au pourtour le parenchyme pulmonaire était malade ; les alvéoles étaient remplis de globules blancs et d'éléments épithéliaux desquamés. Cette lésion, en quelque sorte rudimentaire, a été constatée plusieurs fois par MM. Vulpian et Ranvier à la suite d'injections de graines de tabac dans l'artère pulmonaire.

Des foyers apoplectiques ont été constatés très-nettement dans trois cas. On trouvait alors des ilots noirâtres, plus ou moins ramollis, assez nettement limités, isolés au milieu d'un parenchyme à peu près sain, ou tranchant par leur coloration foncée sur l'aspect d'un foyer pneumonique plus ou moins ancien. Le tissu pulmonaire à leur niveau semblait dilacéré par le sang; dans un cas, la quantité de sang extravasé avait été telle qu'il avait pénétré en refluant par les bronches et la trachée jusque dans l'œsophage et l'estomac, et était sorti en abondance par le nez. La structure de ces foyers apoplectiques et leur mode de formation ont été trop bien étudiés pour que je m'arrête plus longtemps sur ce point. Leur forme conoïde, leur épaisseur, l'étendue de la lésion, les différencient facilement des petits foyers d'apoplexie sous-pleurale (apoplexies corticales de M. Roger), si fréquents dans les poumons des enfants qui succombent à l'asphyxie. Sur 25 cas de thrombose pulmonaire, l'apoplexie s'est rencontrée trois fois seulement. Elle n'est donc pas une conséquence très-fréquente de l'oblitération de l'artère par une concrétion autochthone.

Les infarctus suppurés sont plus fréquents. J'en cite 8 observations. Placés sous la plèvre à travers laquelle ils apparaissent, ils ont un volume qui varie d'un grain de chènevis à une forte noisette ; ils tranchent par leur coloration jaune et l'aréole rouge qui les entoure sur le reste du tissu pulmonaire plus ou moins altéré ; (cet aspect est parfaitement rendu dans une planche de l'ouvrage de M. Felz). Le plus souvent, ce sont de petits foyers purulents, coniques, ramollis à leur centre, et recevant par leur pointe le vaisseau oblitéré. Sur une coupe, on peut dans certains cas suivre le vaisseau afférent obstrué par un caillot jusqu'au niveau d'une cavité, sorte de géode, limitée par une zone de globules de pus, qui infiltrent le tissu de l'organe et le rendent méconnaissable. En dehors de cette zone, on reconnaît les alvéoles remplis de leucocytes, de cellules épithéliales cubiques desquamées, et de globules sanguins. Tout autour du foyer les vaissaaux sont gorgés de sang, et les globules rouges, extravasés en grand nombre, forment au noyau de suppuration une bordure légèrement hémorrhagique. C'est d'ailleurs ce que l'on observe chez l'adulte à la suite des oblitérations emboliques.

Le pus, au lieu de rester à l'état liquide, peut se concréter et former un noyau d'apparence caséeuse. Ce processus ultime existait dans un cas, dont l'étude attentive ne pouvait laisser aucun doute sur l'origine vasculaire de la lésion.

Gangrène pulmonaire. — Quoique l'influence de l'artère pulmonaire sur la nutrition du poumon soit contestée, on n'est pas embarrassé pour rassembler un certain nombre de cas de gangrènes, souvent très-étendues, consécutives à une oblitération embolique de ce vaisseau.

Je puis citer deux observations intéressantes qui, toutes deux d'ailleurs ont été publiées, l'une par M. Parrot (Société de biologie 1873), l'autre par M. A. Robin alors son interne (Société anat. 1875) et qui sont des exemples remarquables de gar grènes consécutives à des thromboses de l'artère pulmonaire. Dans une troisième observation, des foyers apoplectiques avaient pris une odeur gangréneuse; mais je ne puis citer ce fait comme un exemple de sphacèle.

Dans les deux premiers cas l'organe de l'hématose était détruit sur une grande étendue : le poumon, devenu mou et friable, avait pris une teinte verdâtre, mêlée de gris, et laissait écouler lorsqu'on l'incisait ou qu'on le prenait entre les doigts, un liquide grisâtre extrêmement fétide. Ce liquide se retrouvait avec des parcelles de poumon gangrené, dans la trachée, dans le pharynx, et jusque dans l'estomac.

En somme, les lésions produites par la thrombose pulmonaire sont souvent semblables à celles que produit l'embolie ; l'apoplexie cependant est moins fréquente quand les coagulations se forment sur place que dans les cas où elles arrivent brusquement et toute formées d'un point éloigné du système circulatoire. Les infarctus suppurés, au contraire, semblent au moins aussi fréquents. La nutrition se faisant mal dans le département circulatoire d'une artère qui s'obstrue, le parenchyme subit des modifications qui aboutissent à la formation du pus, formation d'autant plus naturelle que l'enfant est toujours dans de très-mauvaises conditions générales. La gangrène peut être produite aussi bien par une thrombose que par une embolie ; son apparition suppose dans tous les cas un état général déplorable. Si je n'ai pas insisté davantage sur la description de ces lésions, c'est qu'elles ne présentent rien qui soit particulier à la thrombose pulmonaire et à l'âge où elles se forment.

Partie clinique. — Les thromboses pulmonaires, nous l'avons vu, se rencontrent chez les nouveau-nés qui succombent à l'athrepsie ; elles s'observent aussi chez les enfants épuisés, en proie à une cachexie profonde. Dans beaucoup de cas leur formation est déterminée par l'existence de lésions pulmonaires plus ou moins anciennes qui entravent la circulation du poumon. Pour qu'elles apparaissent, il faut qu'il y ait une altération profonde du sang et une gêne circulatoire locale. Ces conditions se trouvent souvent réunies dans le jeune âge, et cependant les thromboses pulmonaires ne sont pas très-communes ; cette rareté même enlève à ces lésions une partie de leur importance clinique.

Les lésions du poumon qui chez l'enfant résultent de l'existence d'un caillot dans l'artère pulmonaire, sont à peu près impossibles à reconnaître pendant la vie. Ce qui chez l'adulte permet de reconnaître la présence des foyers de suppuration, des foyers apoplectiques, des noyaux gangréneux, c'est surtout l'examen des crachats, qui portent la lésion sous les yeux du médecin. Les autres signes viennent se grouper autour de ce symptôme fondamental, et confirment un diagnostic qui sans leur appui pourrait rester indécis. Or, chez l'enfant, pas de crachats, pas de points douloureux indiqués au médecin, il ne reste que l'examen local du poumon et les symptômes généraux.

La température, le pouls, la cyanose, même la fétidité de l'haleine ne peuvent en général nous fournir aucun renseignement important.

La percussion donne peu de résultats ; l'auscultation peut faire découvrir en un point du poumon des râles sous-crépitants, un souffle avec retentissement de la voix, etc. ; elle nous indique ainsi la présence de quelques mucosités dans les bronches, ou l'existence d'une induration plus ou moins étendue ; mais elle ne saurait nous révéler l'origine de ces lésions.

C'est surtout dans l'étude du mode respiratoire que l'on pourrait trouver quelques indications.

Plusieurs de nos observations ne signalent sur ce point

aucune particularité intéressante, peut-être parce que le type respiratoire ne s'éloignait pas beaucoup de la dyspnée habituelle aux enfants qui vont succomber; peut-être aussi parce que les enfants n'avaient pas été examinés à leurs derniers moments. Mais, si plusieurs observations sont muettes, dans quelques autres nous trouvons des détails assez précis (il est vrai qu'il s'agit dans la plupart de ces cas d'enfants au-dessus d'un an).

Quelquefois il existait une dyspnée intense, avec ou sans enrouement de la voix et du cri; une respiration fréquente et profonde, souvent bruyante, une cyanose très-nette, tandis que l'auscultation révélait à peine l'existence de quelques râles incapables d'expliquer le trouble de l'hématose.

La gêne respiratoire dure quelquefois un certain temps et présente par moments des exacerbations, de véritables accès. Parfois la dyspnée se produit tout à coup, l'enfant se met à faire des inspirations bruyantes et profondes, le thorax se déprime à chaque effort, le cri est étouffé, l'asphyxie survient et le petit malade ne tarde pas à succomber.

Chez l'adulte, la mort peut survenir à la suite d'une thrombose pulmonaire presque aussi rapidement que s'il s'était fait une embolie. Chez l'enfant, je n'ai pas encore trouvé d'exemple net de cet étouffement subit, de cette espèce d'asphyxie syncopale décrite par tous les auteurs qui se sont occupés des obstructions de l'artère pulmonaire.

L'irrégularité du pouls et les vomissements ont été observés plusieurs fois. Dans un cas l'enfant perdit par la bouche et le nez une assez grande quantité de sang. Instruit par cet exemple, je soupçonnai chez un autre nouveau-né qui avait vomi du sang rouge une apoplexie pulmonaire dont l'existence fut reconnue à l'autopsie. Le nouveau-né n'a pas d'épistaxis, le sang rejeté par l'estomac est toujours noir et altéré ; si donc, à cet âge, du sang rouge est rejeté par le nez et la bouche on peut soupçonner l'existence d'une apoplexie, liée ou non à une thrombose de l'artère pulmonaire.

La plupart des signes que nous venons d'énumérer, même la dyspnée sans lésions pulmonaires, avec cyanose et accès d'oppression, peuvent se rencontrer dans d'autres conditions, dans la forme dyspnéique de l'urémie par exemple ; nous sommes donc obligés d'avouer que malgré la gravité et l'intérêt des lésions qui accompagnent la thrombose de l'artère pulmonaire, il nous est à peu près impossible chez l'enfant, surtout chez le nouveau-né, de reconnaître ces lésions pendant la vie.

CHAPITRE VII.

De l'importance des troubles de la circulation veineuse chez l'enfant.

Après cette étude des lésions d'origine veineuse qui se rencontrent dans les viscères de l'enfant, nous devons chercher en terminant quelle est l'importance clinique de ces désordres circulatoires.

A quoi servirait-il d'étudier minutieusement des lésions et des troubles qui ne seraient que des curiosités anatomiques?

Un fait a dû nous frapper déjà : c'est la gravité de ces désordres.

Lorsqu'une congestion passive a été produite par une cause extérieure, par les violences et les efforts d'un accouchement long et pénible, ou par une compression, cette cause disparaissant. l'équilibre circulatoire se rétablira si l'asphyxie n'est pas trop avancée et s'il ne s'est pas produit déjà des lésions irrémédiables. La masse du sang noir s'hématosera au contact de l'air et l'enfant reviendra à la vie, surtout si on facilite l'action de la nature en excitant la respiration.

Si l'enfant naît avant terme, la stagnation du sang dans les tissus est toujours un fait important, car, à la teinte violacée des premiers jours pourra succéder un œdème généralisé. Mais, cet œdème disparaîtra peut-être, si l'athrepsie ne survient pas ; l'équilibre circulatoire se rétablira peu à peu, et l'enfant, longtemps chétif, finira quelquefois par triompher de cette faiblesse native.

C'est surtout dans les cas où la congestion passive a pour cause une altération et une concentration du sang que l'on peut en observer les graves résultats. Jetons un coup d'œil sur ces nouveau-nés à face bleuâtre, qui sont frappés par l'athrepsie aiguë.

Ce qui attire notre attention, c'est la cyanose, c'est-à-dire la congestion passive de tout le système veineux, et cette congestion a une influence énorme sur l'évolution de la maladie.

Le sang, trop épais, circule mal et encombre tous les organes : l'estomac ne conserve pas les liquides ingérés, l'intestin au lieu d'absorber ces liquides si nécessaires pour diluer la masse sirupeuse du sang, sécrète des mucosités abondantes ; les organes sécréteurs s'altèrent, les excrétions ne se font plus ; les produits de désassimilation n'étant plus rejetés empoisonnent la masse du sang, l'hématose se fait mal : bientôt des lésions organiques se produisent et l'enfant est emporté rapidement.

La guérison, dans ces cas est rare, on pourrait dire exceptionnelle, si la diarrhée s'arrête, si l'intestin absorbe du liquide, les désordres se répareront peut-être. On voit guérir quelques atherpsiés, de même que l'on voit des cholériques échapper à une mort imminente.

Si j'ai pris pour exemple ce type grave de l'athrepsie, c'est parce que les congestions veineuses ont ici le principal rôle ; dans les formes lentes elles sont beaucoup moins redoutables.

Chez l'enfant au-dessus de deux mois, même dans les états chlériformes, les troubles circulatoires n'ont pas une importance aussi grande que chez le nouveau-né. Les vaisseaux et les tissus sont plus résistants, et la concentration du sang n'est pas la cause principale de la stase. Le sang s'accumule dans les veines parce qu'il traverse avec peine les poumons ou le cœur malades. Les congestions règlent leur marche sur celle des lésions qui les ont produites, et quelle que soit la gravité des désordres qu'elles font naître au loin, on ne les considère en somme que comme secondaires.

Mais parlons surtout des thromboses et de leur gravité.

Les thromboses, quand elles se produisent, indiquent déjà l'existence d'une altération profonde du sang, elles sont l'expression d'un trouble grave de la circulation. L'organisme est déjà bien malade quand elles apparaissent. Mais ce n'est pas tout : chez l'enfant, les caillots se forment d'ordinaire dans les veines des organes les plus indispensables à la vie, et ils causent souvent des désordres irrémédiables.

Les thromboses marquent alors le point de la maladie au delà duquel il n'y aura plus de guérison à espérer. Comment tous les efforts de la thérapeutique pourraient-ils ramener à la vie un enfant dont les deux reins sont littéralement supprimés en tant que glande éliminatrice par l'oblitération de leurs veines efférentes? Comment obtenir la guérison d'un enfant dont les hémisphères cérébraux ont été détruits par un ramollissement consécutif à une thrombose des sinus ? Comment se fera l'hématose quand l'artère pulmonaire ou ses branches sera obstruée par des caillots ?

Quelle que soit cette gravité on peut cependant voir guérir des thromboses, mais il s'agit alors de thromboses peu étendues ; encore ces faits sont-ils rares. J'en rapporte un cas, (voir Obs. VI). Chez les enfants au-dessus d'un an, le trouble circulatoire étant moindre en général que chez les nouveau-nés, on rencontrerait peut-être plus souvent la guérison de ces accidents.

Puisque les lésions d'origine veineuse, quoique très-graves ne sont pas fatalement suivies de mort, il serait intéressant de voir comment elles se réparent, surtout dans l'encéphale. Malheureusement on ne peut faire sur ce point que des hypothèses. Il n'est peut-être pas trop téméraire d'attribuer à l'existence d'anciennes lésions les atrophies, les destructions partielles, plus ou moins symétriques que l'on rencontre parfois dans les hémisphères cérébraux. Le Dr John Little, de Londres, pense que les lésions cérébrales datant de la naissance pourront plus tard engendrer diverses infirmités, (strabisme, paralysies circonscrites, pieds bots, torticolis, bégaiement, etc.). Ce n'est encore là qu'une hypothèse.

L'importance des troubles de la circulation veineuse ne saurait plus être mise en doute. On pourrait donc y chercher des indications précises pour le pronostic. Malheureusement ces troubles ne nous indiquent bien souvent que le mécanisme de la mort.

D'ailleurs il est bien difficile de reconnaître l'existence des lésions d'origine nerveuse les plus graves. Sans doute on jugera facilement de l'intensité des congestions passives à l'intensité de la cyanose, mais les thromboses? Existe-t-il chez un nouveau-né malade une thrombose des sinus, des veines rénales ou de l'artère pulmonaire? Nous avons vu combien ces questions sont difficiles à résoudre. La cause de cette difficulté, c'est l'absence de signes subjectifs, c'est aussi le peu de réaction des viscères malades. Examinons un des symptômes les plus graves, les convulsions par exemple. Nous les avons rencontrées à la suite des lésions rénales, à la suite des lésions encéphaliques et même dans les effections pulmonaires ; elles accompagnent les congestions simples aussi bien que les thromboses. Comment fonder sur ce symptôme un pronostic assuré? Le diagnostic des lésions viscérales chez le nouveau-né n'est encore possible que dans certains cas; toujours il est entouré d'énormes difficultés.

Plus tard les signes se dessinent davantage et la gravité des lésions est mieux indiquée par l'appareil symptomatique.

CONCLUSIONS.

Dans la pathologie du premier âge, le système veineux a le pas sur le système artériel, non parce que ses canaux sont malades, mais parce qu'il peut contenir un sang altéré. Quand on trouve dans un organe des lésions qui paraissent dues à un trouble circulatoire, c'est surtout dans les veines qu'il faut en chercher la cause.

Les congestions passives, fréquentes dans les premières semaines de la vie peuvent s'accompagner d'hémorrhagies. On les observe à la suite des accouchements longs et difficiles ; dans l'athrepsie aiguë elles sont habituelles et semblent liées surtout à la concentration du sang. Plus tard elles ont moins d'importance.

Dès que le sang altéré stagne dans ses canaux, il peut s'y coaguler ; aussi les thromboses sont-elles fréquentes dans l'enfance. On les rencontre chez les nouveau-nés emportés par l'athrepsie, chez les enfants épuisés par une maladie générale, par une affection chronique, ou par une misère prolongée : elles siégent alors dans les veines du rein et de l'encéphale, ou dans l'artère pulmonaire.

Les viscères dont les veines sont ainsi obstruées par des caillots peuvent subir des altérations importantes.

Lorsqu'il existe une thrombose des sinus ou des veines encéphaliques on observe des congestions intenses, des apoplexies capillaires, des ramollissements du cerveau, des hémorrhagies méningées ou ventriculaires. Des lésions semblables peuvent avoir pour cause chez le nouveau-né une réplétion exagérée du système veineux. Chez l'enfant plus âgé quand il n'existe pas d'oblitération veineuse pour expliquer l'apparition d'une lésion d'origine vasculaire (hémorrhagie, ramollissement) on trouve ordinairement une inflammation.

La symptomatologie des altérations encéphaliques est à peu près nulle dans les premières semaines de la vie. Au-dessus d'un an elle est beaucoup plus nette. Cette différence tient au développement imparfait du cerveau chez le nouveau-né.

La thrombose des veines rénales, presque spéciale à l'athrepsie aiguë, s'accompagne dans le rein de congestions intenses, d'hémorrhagies interstitielles, ou même de foyers de suppuration.

Les caillots qui se forment dans l'artère pulmonaire de l'enfant sont des concrétions autochthones. Ils peuvent donner naissance à des apoplexies, à des suppurations, ou même à des gangrènes du poumon. Ces lésions sont presque impossibles à reconnaître pendant la vie.

Les troubles de la circulation veineuse chez l'enfant empruntent une grande partie de leur gravité aux états morbides dans lesquels ils se rencontrent, mais ils peuvent par eux-mêmes causer des désordres irrémédiables.

OBSERVATIONS

Observation I.

Variole guérie. Cachexie, œdèmes, diarrhée. Hémiplégie, convulsions. Thrombose des sinus et des veines cérébrales. Thromboses rénales avec abcès.

Bureau (Emilie), âgée de 7 ans et demi, avait été soignée du 17 septembre 1875 au 25 novembre, dans le service de M. Parrot, pour une variole dont elle avait guéri. Le 4 décembre, elle rentre à l'infirmerie.

Elle a été prise d'une diarrhée abondante; les lèvres sont violettes, la langue est sèche, rôtie, le ventre est souple. La faiblesse est extrême, la fièvre est vive, pas de râles dans les poumons.

7 décembre. La langue est moins sèche, la diarrhée est moins abondante et moins claire, le ventre est mou, dépressible, la fièvre toujours forte.

Le 9. La face est rouge, la langue sèche, le ventre un peu météorisé, il y a quelques râles dans la poitrine, la température est très-élevée, la faiblesse augmente jusqu'au 23 décembre, il y a des alternatives de hausse et de baisse dans la température, l'état général restant assez mauvais.

Le 23. Œdème de la face, trois ou quatre ecchymoses bleuâtres sur les mem bres inférieurs. Râles muqueux dans le poumon droit.

25. Diarrhée, incontinence de l'urine et des matières fécales, nausées: les taches ecchymotiques s'élargissent.

Le 29. Œdème cachectique des membres.

Le 30. L'enfant est prise, le matin vers six heures, d'hémiplégie du côté droit, et pendant deux heures elle a des convulsions cloniques avec prédominance des mouvements à droite. Au moment de la visite, elle est dans le coma les globes oculaires sont portés à droite et en haut: la sensibilité paraît conservée, bien qu'un peu obtuse; quand on pique la peau avec une aiguille on provoque dans les membres du côté gauche des mouvements convulsifs: les membres du côté droit restent immobiles. De temps en temps on remarque des mouvements de flexion des doigts de la main droite. L'œdème a fait des progrès.

Le 31. L'urine louchit légèrement par la chaleur. Il n'y a pas eu de garderobes dans la journée du 30, l'état général n'a pas changé depuis la veille. L'hémiplégie avec mouvements oscillatoires de la main sur le poignet persiste du côté droit. On compte 184 de ces mouvements, qui sont très-réguliers :

Le pouls présente à peu près le même nombre de pulsations. La tête est tournée à gauche.

Par intervalles, les oscillations du poignet sont interrompues par des paroxysmes convulsifs : elles sont alors moins fréquentes, mais plus accentuées, sans toutefois que le membre exécute des mouvements d'ensemble. Les yeux sont déviés en haut et à gauche. L'œdème est plus marqué sur la main droite que sur la gauche.

La mort survient le 31 décembre à une heure du soir.

Autopsie faite le 2 janvier à 10 heures du matin.

Cavité thoracique. Œdème congestif à la base du poumon gauche. Le poumon ne s'insuffle pas complètement; avant l'insufflation, les points malades étaient indurés, ils conservent même après une certaine dureté et une teinte rosée. Les fragments surnagent tous.

A la base droite, pleurésie très-marquée : noyaux assez nombreux de pneumonie; les parties malades, d'un gris légèrement violacé, vont au fond de l'eau. Petit point crétacé dans le tissu pulmonaire; point crétacé semblable dans un ganglion bronchique. Hydropéricarde, petits caillots fibrillaires dans les cavités cardiaques. Altération du muscle, dont les fibres sont stéatosées dans toute l'épaisseur des ventricules, aussi bien à la surface que dans la profondeur. Sur un grand nombre de fibres, la striation transversale a disparu.

Cavité abdominale. Le foie, couleur jaune cuir, est manifestement gras : la graisse occupe la périphérie des lobules, et la coloration rouge centrale de ces lobules est due à une injection passive.

L'estomac et l'intestin ne présentent aucune altération visible à l'œil nu.

La rate est flasque, assez dure à déchirer, et colorée en marron clair.

Le rein gauche est plus volumineux que le droit : on distingue sous la capsule fibreuse, et surtout après l'avoir enlevée, un certain nombre de points malades, au niveau desquels le parenchyme fait une légère saillie. Ces foyers, dont plusieurs sont assez larges (23 mm. de long sur 13 mm. de large) ont un contour assez irrégulier, dessiné par une ligne rouge ou violacée plus ou moins foncée; leur centre est jaune, ou gris avec des marbrures. Les parties jaunes ont en quelques points la couleur du pus : quand on les incise on voit qu'elles contiennent en effet un amas de matière purulente. En certains points la lésion est assez avancée pour qu'en détachant la capsule fibreuse, on pénètre dans ces foyers. Dans d'autres parties, les points malades sont arrondis, isolés ou groupés.

Sur des coupes, on voit la lésion pénétrer dans le rein à des profondeurs qui varient de 3 ou 4 mm. jusqu'à 18 ou 20 mm. Il s'agit en certains endroits de collections d'un liquide jaunâtre, puriforme, et dans d'autres points de foyers grisâtres ou violacés. La teinte violacée domine dans les pyramides. Dans l'intervalle de celles-ci on trouve dans les veines qui se réunissent plus loin pour former le tronc de la veine émulgente des coagulations grises, friables, oblitérantes, qui sont manifestement très-anciennes.

Le rein droit est malade comme le gauche, mais les altérations y sont moins accentuées. On y trouve, comme à gauche, des caillots anciens dans les veines.

L'examen microscopique fait découvrir une altération colloïde de l'épithélium des tubes contournés; il y a une dégénérescence graisseuse assez avancée dans les tubes de la substance médullaire. La matière puriforme est formée par des leucocytes altérés, granulo-graisseux, qui remplissent à eux seuls tout le champ de la préparation. A la périphérie des foyers de suppuration on distingue entre les leucocytes les éléments du rein, tubes et glomérules. La bordure rouge que l'on voit à l'œil nu est formée par une congestion vasculaire très-nette, et dans certains points de la substance médullaire par de petites extravasations sanguines. Au niveau des points malades, les veinules placées entre la substance corticale et la substance médullaire du rein sont obstruées par des caillots fibrino-leucocytiques dont les éléments ont subi une dégénérescence granulo-graisseuse.

Centres nerveux. Le sinus longitudinal supérieur est rempli par un caillot, noirâtre à ses deux extrémités, jaune et même ramolli au centre, où il est converti en matière puriforme. Le pressoir d'Hérophile est également occupé par un caillot blanc.

Dans le sinus latéral droit on trouve une concrétion tubuliforme, évidée à son centre. Les grosses veines de la convexité de l'encéphale sont oblitérées par des coagulations noires et résistantes, tachetées de blanc dans quelques points. Les veines ainsi lésées sont beaucoup plus nombreuses à gauche qu'à droite.

L'encéphale, dans son ensemble, a une consistance remarquablement ferme et ne s'aplatit pas sur la table d'autopsie. Au niveau des veines oblitérées, les circonvoutions ont une coloration anormale. Un pointillé rouge vif marque le degré le plus faible de la lésion; une teinte violet foncé uniforme sur laquelle se détache la couleur opaline de l'arachnoïde caractérise les parties les plus malades. Entre ces deux degrés extrêmes on trouve tous les intermédiaires.

Une coupe pratiquée d'avant en arrière jusqu'au ventricule montre dans l'épaisseur de la substance nerveuse des altérations qui rappellent celles de la périphérie. La lésion dépasse peu la substance grise, et n'envahit la substance blanche que sur quelques points. Elle consiste en petites taches rouges ou violacées, arrondies, ou en plaques dues à la réunion de petits points qui donnent à la substance nerveuse une coloration noirâtre. Sur les surfaces de section, on voit saillir ces petits points qui ne sont autre chose que des veinules remplies de caillots cruoriques.

Les centres hémisphériques proprement dits ne sont pas atteints. Bien que la substance cérébrale soit plus molle au niveau des points les plus malades, il n'y a pas de foyers de ramollissement.

Si l'on cherche à délimiter les lésions, sur la convexité de l'encéphale, on trouve que les circonvolutions de la base du cerveau, du cervelet et des lobes occipitaux sont saines des deux côtés. Le lobe sphénoïdal est congestionné à gauche. Les 1er, 2e, 3e circonvolutions frontales gauches sont ecchymosées, a 4e circonvolution frontale est fortement lésée.

La congestion et le pointillé noirâtre se continuent sur la circonvolution pariétale ascendante, le pli pariétal, et la partie supérieure du pli courbe. En somme, vaste altération dont le centre est traversé par le sillon de Rolando.

A droite, point ecchymotique au niveau de la 3e circonvolution frontale. Un peu de pointillé à la partie supérieure de la 4e, près du sillon de Rolando, et au niveau du pli pariétal. L'altération, qui a une étendue de 8 centim. carrés est beaucoup moins nette et beaucoup moins profonde *que du côté opposé.*

Observation II.

Athrepsie. Thromboses veineuses. Ramollissement du cerveau. Foyers d'apoplexie pulmonaire (inédite).

Feruch (Eugène), né le 9 mai 1873, est apporté à l'infirmerie des Enfants-Assistés le 1er juin 1873.

Il pousse des cris de détresse, la langue est couverte de muguet, il y a sur les malléoles et sur les talons des eschares commençantes. Diarrhée jaune. T. R. 36,9.

Le 2. La bouche est sèche, T. R. 37,8.

Le 3. L'enfant prend assez bien le biberon, T. R. 37,8 (Il faut remarquer qu'il est couché sur une boule d'eau chaude).

Le 4. Les yeux sont excavés, il y a du purpura aux membres inférieurs, la respiration est profonde et l'air semble pénétrer largement dans les poumons, 54 inspirations par minutes. L'enfant n'a rien pris depuis la veille. T. R. 37,8.

Le 5. Diarrhée. Strabisme divergent, 44 respirations par minute. Battements du cœur, 92, T. R. 33,5. Sensation ligneuse du tégument.

L'enfant, qui n'avait rien pris depuis deux jours, meurt le 5 juin à 4 h. du soir.

Autopsie faite le 6 juin à 10 h. du matin. Poids du cadavre, 2 kilog. 36 Congestion très-forte des méninges. On trouve quelques particules blanchâtres dans le ventricule de la cloison. Les plexus choroïdes sont notablement hyperémiés. L'un d'eux est tapissé sur sa face supérieure par un exsudat membraniforme blanchâtre. La lésion est moins marquée sur les plexus du ventricule gauche. A la partie postérieure de ce ventricule, l'épendyme est érodé sur une étendue égale à celle d'une pièce de 50 centimes. La substance cérébrale a une couleur violacée à ce niveau, elle est ramollie sans être réduite en bouillie, présente quelques particules graisseuses, et un pointillé noirâtre dû à l'existence de vaisseaux au sein du foyer de ramollissement.

Au voisinage de la grande scissure de Sylvius, dans un point où les vaisseaux contiennent du sang coagulé, se trouve une suffusion sanguine sousméningée qui occupe la partie supérieure et postérieure de l'hémisphère gauche.

Le sinus longitudinal supérieur et les sinus latéraux contiennent des caillots en partie blanchâtres, en partie cruoriques, évidemment anciens. Le cerveau pèse 470 gr.

Cavité abdominale. — Le foie, couleur marron, contient une grande quantité de sang poisseux. Poids, 205 gr.

La muqueuse de l'estomac a une coloration grisâtre et n'est pas ramollie; elle est recouverte par une épaisse couche de mucus, et par des plaques ou des stries noirâtres qui correspondent à des ulcérations. Ces ulcérations occupent surtout la région antérieure et la partie droite du viscère.

La rate pèse 7 gr. Le thymus pèse 0 gr. 90.

Cavité thoracique. — Le cœur pèse 15 gr. Quelques petits hématomes en partie décolorés sur la face auriculaire de la mitrale. Lésions semblables sur la tricuspide, mais moins accentuées.

L'artère pulmonaire du côté gauche contient un caillot volumineux, semblable par sa coloration à la partie décolorée des coagulations des sinus. Ce caillot n'adhère pas intimement au pourtour du vaisseau dont on peut le décoller, et laisse libre le rameau qui se rend au lobe supérieur. Il a environ 1 centimètre de long et se termine du côté de l'aorte pulmonaire dans laquelle il pénètre par une extrémité arrondie, tronquée et couverte d'une couche cruorique. Du côté de la périphérie, il envoie des ramifications plus ou moins décolorées dans la région inféro-externe du lobe inférieur du poumon. Dans cette région de l'organe, on voit à la périphérie quelques taches noirâtres. Une incision pratiquée sur ces taches montre qu'elles ont un volume égal à celui d'une noisette, mais qu'elles sont disséminées. Les plus volumineuses sont en bas. Le parenchyme y est noir, violacé, a perdu dans quelques points sa consistance, et paraît très-humide. Ces parties ont une odeur légèrement gangréneuse.

Il y a 5 ou 6 mm. de graisse sous le tégument.

Observation III.

Convulsions. Hépatisation des poumons. Ramollissement et hémorrhagie de l'encéphale (inédite).

Chapeaux (Fernande), née le 10 octobre 1870, est apportée à l'infirmerie le 25 décembre 1870.

Cette petite fille a été prise de convulsions très-caractérisées qui ont duré un quart-d'heure, et qui ont précédé la mort de quelques heures.

Autopsie faite le 26 décembre, à 3 h. Poids du cadavre, 1,977 gr.

Le poumon droit présente dans la plus grande étendue de sa région déclive une hépatisation de couleur légèrement grisâtre. Le poumon gauche est également atteint dans tout son lobe inférieur, mais dans les régions indurées on trouve un mélange de masses violacées, grises et noirâtres, comme ecchymotiques.

Pleurésie dans toute l'étendue correspondante de ce lobe.

Encéphale. — Nombreuses taches de stéatose arachnoïdienne. Dans le ventricule latéral droit, sur le point de la bandelette cornée vers lequel les veines pénètrent sous l'épendyme, on trouve une tumeur sanguine, tendue, grosse comme une petite noisette, dont la forme rappelle celle du corps strié, placé au-dessous et en dehors. La grosse extrémité de cette tumeur sanguine est dirigée en avant, un caillot cruorique homogène remplit le foyer hémorrhagique qui repose sur une base rouge et un peu ramollie. Le corps strié à ce niveau est altéré sur une étendue de 5 ou 6 mm.; on y trouve des taches de stéatose opaque, et un certain degré de ramollissement. Les vaisseaux veineux qui traversent cette région sont oblitérés par des thrombus; autour d'eux, la substance cérébrale est rouge et a perdu de sa consistance. Dans une grande étendue de la région périventriculaire, surtout au niveau de la corne occipitale, il existe des foyers de stéatose.

Le centre des foyers les plus larges et légèrement ramolli.

L'hémisphère gauche présente les mêmes altérations de stéatose que le droit, mais à un degré plus avancé; ces lésions se rencontrent dans toute la substance blanche. La tumeur sanguine signalée dans l'autre ventricule n'existe pas, mais on voit au même niveau une teinte noirâtre du tissu placé sous l'épendyme. Des coupes pratiquées sur ce point font voir qu'il existe là des lésions semblables à celles qui ont été signalées dans le corps strié droit, mais plus avancées. On trouve là un foyer de ramollissement rouge qui a environ 1 centimètre et demi d'avant en arrière, et autant de haut en bas, traversé par la lame blanche que le pédoncule envoie, en dehors de la couche optique et du noyau caudé, s'épanouir dans l'hémisphère, où elle perd sa coloration et sa consistance.

A la périphérie du foyer, outre les taches de stéatose, on remarque une hyperémie intense.

Les veines sont remplies par des coagulations noirâtres, qui ont pris une consistance assez ferme pour qu'on puisse les extraire sans difficulté de la substance cérébrale. Ces rameaux se rendent an tronc veineux qui émerge sous la lame cornée. Au centre du foyer, on trouve un caillot cruorique de la grosseur d'un pois, avec quelques reflets grisâtres, entouré d'une pulpe rouge, ramollie, tomenteuse, traversée par des veinules remplies de caillots. Cette concrétion est située au-dessous et en dehors de la bandelette blanche que nous avons citée plus haut. On constate dans la bouillie rouge du foyer, et dans la pulpe nerveuse qui lui sert de parois, des corps granuleux et de nombreux cristaux d'hématoïdine.

Reins. — Rien d'anormal à noter dans les tubes de la substance corticale du rein. Dans une des pyramides, on voit une certaine quantité de fines granulations graisseuses.

Le foie, de couleur rouge marron, couvert de marbrures, est un peu gras

Les groupes de cellules graisseuses sont distribués assez irrégulièrement dans les lobules ; cependant elles paraissent se grouper surtout autour des troncs vasculaires.

Il existe un hématome sur la valvule mitrale, et quelques indurations sur la tricuspide.

Observation IV (empruntée au mémoire de M. Parrot sur l'hémorhagie encéphalique chez le nouveau-né. *In* Arch. de tocologie, mars 1875, p. 141).

Diarrhée. Muguet. Thrombose des veines et des sinus intra crâniens. Hémorrhagie sous-arachnoïdienne et ventriculaire.

Cécile L..., âgée de 8 jours, est admise à l'infirmerie, le 2 août 1873, elle a du muguet et deux ulcérations symétriques à la partie postérieure de la voûte palatine. Elle refuse le sein et salit fréquemment ses couches avec une matière jaune et très-aqueuse. T. R. 37,1.

Les jours suivants, la quantité de lait prise par l'enfant se réduit à quelques cuillerées.

Elle succombe le 8 à 1 heure du matin.

L'autopsie est faite le même jour à 11 heures. La graisse sous-cutanée est encore assez abondante. A la base de l'encéphale, à droite, on voit sous l'arachnoïde un épanchement sanguin, limité en arrière par la protubérance et le cervelet. Après avoir détaché ce dernier, on voit un gros caillot qui entoure complètement le pédoncule cérébral droit, et pénètre dans le ventricule latéral dont il occupe les régions postérieure et réfléchie. En avant, il s'arrête au point d'émergence de la veine du corps strié ; il est d'un noir foncé, très-ferme. En arrière de la couche optique, où il emprisonne le plexus choroïde gorgé de sang, il a 2 centimètres d'épaisseur. La paroi ventriculaire est ramollie au niveau de la cavité ancyroïde. La veine de Galien et celle du corps strié sont remplies par des caillots durs et grisâtres, manifestement anciens. Autour de ce dernier vaisseau, sous l'épendyme, existe un épanchement sanguin.

Dans le ventricule latéral gauche, le plexus choroïde est entouré par une coagulation volumineuse. Le pressoir d'Hérophile est obstrué par un gros thrombus, en partie décoloré, qui envoie des ramifications dans les sinus du voisinage.

Les poumons et le cœur paraissent sains. Le canal artériel est assez largement ouvert. Le thymus est volumineux. Au-dessus du cardia, la muqueuse de l'œsophage présente une érosion superficielle.

Observation V (empruntée au mémoire de M. Parrot sur le ramollissement cérébral chez le nouveau-né. *In* Archives de physiologie, mars 1873, p. 176).

Muguet, convulsions céphaliques. Thrombose des canaux veineux de l'encéphale et des veines encéphaliques, ramollissement cérébral.

Henri M..., âgé de 20 jours, est admis dans la salle le 22 octobre 1870. Ses mains et ses pieds ont une coloration violette très-prononcée. On voit sur la face, le cou, les membres thoraciques et la partie supérieure du tronc, de petites taches violettes qui ne s'effacent pas sous la pression du doigt.

La muqueuse buccale est couverte d'une couche épaisse de muguet. Les yeux sont secs, les pupilles contractées. Parfois les globes oculaires sont agités de mouvements très-rapides, et la tête portée violemment à droite. Les membres pelviens sont dans un état habituel de raideur. 120 puls. La température rectale est de 40°. Le sang qui s'échappe d'une piqûre faite à la face palmaire d'un des doigts est épais, les hématies y sont violacées, et très-abondantes relativement à la partie liquide. La mort a lieu le 23.

L'autopsie est faite le lendemain. Poids 2,780 grammes. Une couche de tissu adipeux d'un demi-centimètre au moins double le tégument externe.

Des différents sinus qui aboutissent au pressoir d'Hérophile, le longitudinal supérieur est le seul où l'on trouve du sang à l'état fluide. Les autres sont remplis par des coagulations brunes ou grisâtres, en général friables. Dans le quatrième ventricule se trouve un petit caillot. Les plexus choroïdes sont très-injectés, d'une couleur foncée, et leurs veines principales sont remplies par des thrombus. Dans les veines de Galien, le sang n'est qu'à moitié coagulé.

A gauche, l'hémisphère est congestionné à sa périphérie, mais on n'y constate aucune modification. Le corps strié, dont la veine est remplie par un coagulum en partie gris, en partie noirâtre, est ramolli, avec de petites taches noires au niveau de sa tête.

La paroi ventriculaire, dans la plus grande partie de son étendue, et le centre hémisphérique, sont convertis en une pulpe violacée, où l'on voit une infinité de points noirs, qui sont dus à des coagulations veineuses. La couche optique et les circonvolutions sont saines.

A droite, la lésion est la même, mais elle est plus étendue. C'est ainsi que le corps strié et la couche optique sont complètement ramollis.

De toutes les parties de l'encéphale, le corps calleux est celle où la stéatose interstitielle est le plus marquée, elle y est de moyenne intensité. Indépendamment des granulations graisseuses, groupées ou disséminées, on trouve un grand nombre d'hématies dans le tissu ramolli.

Le muscle cardiaque est stéatosé à un léger degré. Le canal artériel, dont les deux orifices, et notamment le supérieur sont élargis, est obstrué dans sa région moyenne par un caillot noir au centre, décoloré et effilé à ses extrémités, adhèrent à la paroi vasculaire et résistant.

Le foie a une teinte marron clair, son tissu est lisse et luisant sur les coupes; ses cellules ne contiennent qu'une très-petite quantité de graisse.

La veine rénale droite est remplie par un thrombus, qui suivant le point que l'on examine est noir, brun ou grisâtre, et d'une friabilité assez marquée. Il se prolonge dans les ramifications de troisième ordre, mais ne les dépasse pas. Les portions périphériques du caillot, plus noires et plus consistantes que la masse principale, semblent être de formation plus récente. Dans les points grisâtres et friables, il est constitué d'une manière à peu près exclusive par des leucocytes, dont quelques-uns sont stéatosés. Dans son ensemble, le tissu du rein a une teinte feuille-morte. Les pyramides sont violacées, et même lie de vin foncé, dans la zone qui les sépare de la substance corticale. Les papilles sont colorées en jaune, par la présence d'une certaine quantité de poussière uratique dans leurs tubes.

Dans le rein gauche, deux ou trois veines d'un petit calibre, sont obstruées par du sang coagulé. La stéatose de l'épithélium des tubules est à l'état rudimentaire.

Observation VI.

Athrepsie suivie de guérison. Rechute. Thromboses anciennes dans l'artère pulmonaire et dans les veines encéphaliques (inédite).

Roinet Auguste, né le 18 septembre 1870, était entré une première fois à l'infirmerie des Enfants-Assistés, avec de la diarrhée et du muguet; il en était sorti à peu près guéri, il avait engraissé et pris une certaine fraîcheur.

Le 10 novembre, on constata chez lui l'existence d'un abcès à la fesse, puis il fut pris d'ophthalmie, pâlit et perdit complètement l'appétit. La diarrhée reparut, et l'amaigrissement fit de rapides progrès.

Il mourut le 25 novembre à 4 heures du soir.

L'autopsie fut faite le 26 novembre.

Maigreur excessive. Poids 1727 grammes. Pas de lésions stomacales.

On trouve dans les tubules des reins quelques cristaux uratiques, dans le bassinet et les calices quelques concrétions assez volumineuses.

Les cellules du foie sont pour la plupart dépourvues de graisse, ou très-légèrement stéatosées.

Le poumon gauche est sain.

Hépatisation du sommet droit en arrière, et de quelques lobules du lobe inférieur. A l'origine de l'artère pulmonaire de ce côté existe une coagulation sanguine qui n'a contracté aucune adhérence intime avec les parois vasculaires. Elle a 15 millimètres de long et 3 millimètres environ de diamètre. Sa forme irrégulièrement cylindrique rappelle celle d'une branche noueuse. Du côté du cœur, elle se termine par une extrémité arrondie, une sorte de moignon, aussi volumineux que le reste du cylindre. Du côté du poumon, elle donne naissance à deux prolongements filiformes, qui naissent assez brusquement sur un moignon semblable au précédent.

La masse de ce coagulum est constituée par une substance qui présente une coloration analogue à de la chair musculaire, et qui dans les deux tiers de sa périphérie est recouverte d'une sorte de croûte, d'un gris légèrement jaunâtre, opaque et même grenue. Sur quelques points, et notamment à l'extrémité périphérique, on peut constater une incrustation de cette couche enveloppante par des particules dures, qui résistent au scalpel comme le feraient des sels calcaires. Ces parties sont constituées par des lamelles réfringentes, sans contours nets, auxquelles sont mêlées des masses amorphes plus opaques.

Sous l'action de l'acide chlorhydrique, on voit se dégager de nombreuses bulles de gaz, et aussitôt il se forme une belle cristallisation rayonnée, composée d'aiguilles dont quelques-unes sont plus larges à leurs extrémités qu'à leur centre. Les lamelles qui sont devenues très-transparentes, sont couvertes de cristaux. La substance rouge centrale est très-résistante, elle a une texture fibroïde, et l'on y découvre au microscope des noyaux arrondis et un peu allongés.

Dans les sinus de la dure-mère, il n'y a rien à noter. Près de la grande scissure des hémisphères, à droite et à gauche, on rencontre une grosse veine qui sur une longueur de 2 ou 3 centimètres contient une matière jaune d'ocre, visible à distance. Cette matière, fibroïde et résistante, adhère à la paroi du vaisseau sans obturer complètement sa lumière. La même altération existe dans les veines qui contournent les pédoncules cérébraux, près de la grande fente cérébrale de Bichat. D'ailleurs les méninges sont peu injectées, et n'ont pas changé d'aspect autour de ces vaisseaux.

Le microscope fait voir dans la matière jaune qui remplit les veines une quantité considérable de beaux cristaux rhomboédriques d'hématoïdine, et par places de fines granulations graisseuses. Celles-ci semblent former des corps granuleux, au centre desquels on trouve un, deux ou trois noyaux qui ressemblent à ceux des leucocytes. Il y a en outre un certain nombre de granulations protéiques, que dissout l'acide acétique.

Dans le corps calleux, stéatose interstitielle diffuse très-prononcée.

Dans la portion la plus antérieure du lobe frontal de l'hémisphère droit, au centre du noyau blanc, en dehors de la pointe du ventricule, on constate une induration dont la partie centrale, de la grosseur d'un grain de chènevis est jaune, friable, et contient sur certains points de la matière calcaire. La substance blanche périphérique est plus dure que dans les autres régions de l'encéphale. Ce nodule jaunâtre envoie un prolongement vers les circonvolutions. Il est constitué par le groupement d'un nombre considérable de corps granuleux d'égal volume.

Observation VII.

Rougeole, gangrène de la vulve. Thromboses des veines méningées. Apoplexie capillaire. Stéatose viscérale (inédite).

Gressier Césarine, née le 11 septembre 1865, entre à l'infirmerie le 15 mai 1868. Elle tousse, les yeux sont larmoyants, la langue blanche. 144 pulsations. Quelques râles sibilants et muqueux dans les poumons ; on entend pendant les fortes inspirations des bouffées de râles crépitants. Sur le périnée, on trouve une ulcération profonde qui a détruit toute l'épaisseur de la peau, et présente une surface tomenteuse, inégale, recouverte d'une matière gris jaunâtre. Il existe sur la vulve, et notamment à la face interne des grandes lèvres, des érosions superficielles. (Lotions et pansement à l'acide phénique.)

T. Axillaire, 40, 6. T. R. 41.

16 mai. 144 pulsations.

Le 17. Râles sibilants et sous-crépitants dans les deux poumons, râles crépitants dans les fortes inspirations, toux fréquente, éruption rubéolique sur la face.

P. 164. R. 84. T. A. 39,4. T. R. 40,3.

Le 18. P, 156. R. 76. T. A. 40,3. T. R. 41. Des ulcérations commencent à se former sur les petites lèvres. Quelques râles ronflants s'entendent aux deux temps de la respiration. Le ventre, très-ballonné, paraît être une cause de dyspnée. L'éruption rubéolique est très-marquée.

Le 19. Les ulcérations augmentent.

Le 20. P. 140. R. 68. Râles muqueux dans les deux poumons, surtout aux deux bases. En arrière, à la partie moyenne, dans une étendue assez circonscrite, on perçoit un souffle, et autour de ce souffle des râles crépitants très-nets dans les grandes inspirations.

Le 21. P. 135. Diarrhée (sous-nitrate de bismuth).

Le 22. La diarrhée continue. L'ulcération a fait de grands progrès ; tout le périnée est gangrené, on voit les fibres musculaires à nu. Râles muqueux fins dans la région des omoplates. Inappétence.

Le 23. P. 112. L'eschare est complètement tombée.

Le 25. La plaie a un bon aspect.

Le 27. La plaie, complètement détergée, occupe la partie interne des fesses, depuis l'anus jusqu'au tiers de la vulve. La fourchette paraît la séparer de la région antérieure. La perte de substance a 5 ou 6 centimètres de longueur sur 3 ou 4 millimètres de profondeur. Les poumons semblent dégagés, quelques râles muqueux persistent seuls.

Le 20. Bulles de pemphigus sur le cou et le front, érythème de la poitrine.

3 juin. Il se forme de nouvelles bulles pemphigoïdes. Diarrhée abondante soif vive, 104 pulsations. Pouls très-petit.

L'enfant meurt le 6 juin à 11 heures et demie du matin.

L'autopsie est faite le 7 juin à 10 heures et demie du matin.

Le poumon droit est gris et aéré, la partie supérieure et postérieure du lobe inférieur est seule congestionnée. On y trouve des traces de pleurésie ancienne. Dans les points hyperémiés, le tissu semble sain : il s'échappe par les coupes de la sérosité sanguinolente mélangée de bulles d'air.

Le poumon gauche est plus congestionné, plus condensé ; il y a du pus dans quelques infundibula qui forment sous la plèvre de petites taches jaunâtres. Dans sa partie inférieure, le parenchyme est friable et va au fond de l'eau. On n'y découvre aucune granulation. Quelques ganglions bronchiques et trachéaux sont tuméfiés.

Dans les parties non congestionnées ou emphysémateuses, les alvéoles dilatés sont vides, ou contiennent des cellules infiltrées de graisse, des globules huileux, et de véritables corps granuleux. Dans le liquide de la préparation on voit nager au milieu de cellules graisseuses des éléments intacts, dont le noyau est parfaitement visible : La stéatose est encore plus marquée dans les parties déclives du poumon. On trouve des noyaux libres au millieu des cellules graisseuses. Il n'existe pas de travail de prolifération dans les parois des alvéoles.

Le foie, notablement gras est déjà putréfié. Les cellules hépatiques sont remplies de gouttes huileuses. Les tubules du rein ont une teinte jaunâtre, ils sont gorgés de granulations graisseuses. Les tubes les plus petits et les glomérules semblent à peu près intacts.

Encéphale. Les méninges sont congestionnées sur une assez large surface. Une des grosses veines qui se rendent au sinus longitudinal supérieur est remplie par un caillot grisâtre, dur, formé de fibrine granuleuse, non encore ramollie. Ce caillot se prolonge jusque dans les divisions de troisième ordre du vaisseau. Les branches plus fines sont elles-mêmes oblitérées par places. Une autre veine qui rampe sur le paroi interne des hémisphères, présente la même altération. Sur le trajet des branches vasculaires obstruées on trouve à la surface des circonvolutions légèrement ramollies, une suffusion sanguine très-nette,

Les veines de Galien et les grosses branches qui s'y rendent (veines du corps strié, veines de l'ergot de Morand, veines des plexus choroïdes) sont transformées en cylindres noirs et résistants. Il semble qu'elles aient été injectées par du suif coloré en noir. Elles sont obstruées par des caillots en partie fibrineux, en partie cruoriques, qui ne sont ramollis en aucun point.

Sous l'épendyme du 4ᵉ ventricule, et dans la commissure grise, on trouve de nombreuses petites taches arrondies, ecchymotiques. Rien à noter dans la substance nerveuse du bulbe et du cervelet. Les substances grise et blanche sont fermes et résistantes. Sur des coupes de la couche optique et du corps strié droits, on voit, en dehors et en bas des masses ganglionnaires, des taches noirâtres nettement circonscrites. On peut extraire de ces points des caillots qui sortent de vaisseaux veineux gorgés de sang coagulé. La pulpe nerveuse étant dense et résistante, il ne s'est pas formé d'hémorrhagie.

Rien de particulier dans le ventricule latéral gauche. Près des angles supérieur et inférieur de ce ventricule, on trouve presque immédiatement sous l'épendyme, des taches noires, bien circonscrites. Ces taches sont confluentes et forment un noyau assez volumineux près de l'extrémité postérieure, à la partie supérieure du ventricule; il semble qu'en ce point la substance blanche ait perdu de sa consistance. Sur des coupes, on trouve de semblables foyers dans la substance blanche; il n'en existe pas dans la substance grise. Le centre de ces foyers est légèrement ramolli: on y voit de nombreuses hématies, des masses de corps granuleux, de fines granulations, et des débris de tubes nerveux. L'addition d'acide acétique, en faisant disparaître les granulations fibrineuses, met en relief les corps granuleux et les filaments qui représentent les tubes nerveux. Dans plusieurs noyaux d'apoplexie capillaire, on trouve des éléments de la névroglie larges, arrondis, contenant un noyau jaunâtre et des globules graisseux en nombre variable.

Le ventricule latéral droit ne présente rien de notable, non plus que la substance des circonvolutions de cet hémisphère. Mais, dans presque toute l'étendue des parties blanches, en avant et en arrière, notamment dans la corne frontale, on voit sur des coupes de nombreuses taches rouges disséminées ou réunies en plaques, et ressemblant à de petites grappes. On voit nettement dans les foyers même les plus noirs, une réunion de points noirs, confluents au centre, et entourés d'une pulpe nerveuse ramollie. La coloration est un peu jaunâtre à la périphérie, mais dans une petite étendue. Au bout de quelques minutes, un peu de sang s'épanche autour des plaques noires qu'il élargit.

Ici, comme dans l'autre hémisphère, on trouve des débris de tubes nerveux, des globules de myéline, des corps granuleux, et des éléments de la névroglie en voie de transformation graisseuse. Par places il y a des agglomérations d'hématies.

Sur un grand nombre de préparations, on ne rencontre pas en dehors des parties ramollies ou noirâtres de particules graisseuses dans les éléments de la névroglie, qui sont toujours pâles et peu granuleux, Dans la substance grise, au contraire, on trouve toujours des ébauches de corps granuleux, surtout dans les points où l'on a noté une suffusion sanguine avec ramollissement superficiel.

Observation VIII.

Athrepsie. Stéatose et thrombose rénale. Gastrite ulcéreuse (inédite).

Vicard Louis, âgée de 12 jours, est apporté à l'infirmerie des Enfants-Assistés le 27 mai 1876.

Le cri est éteint, le tégument est cyanosé, la face a une teinte livide, les les yeux et la bouche sont entourés des cercles bleuâtres, il reste encore un certain degré d'embonpoint, les fesses et les cuisses sont couvertes d'une éruption érythémateuse avec érosions superficielles en quelques points. Il existe sur les talons des ulcérations superficielles. Dyspnée, 52 respirations par minute.

Diarrhée jaune très-aqueuse avec gaz abondants: La fontanelle est très-peu déprimée, les os du crâne ne chevauchent pas encore les uns sur les autres. La bouche est remplie de muguet; il existe une ulcération au début, à la partie postérieure de la voûte palatine (plaque ptérygoïdienne). On ne trouve ni râles ni souffles dans la poitrine.

Agitation extrême.

Température rectale 38. poids 3 k. 020 grammes.
id. axillaire 37, 9.
id. inguinale 37, 2.

28 mai. Strabisme divergent, pupilles moyennement dilatées; la fontanelle est plus déprimée que la veille, les os du crâne chevauchent, la teinte cyanotique est très-accusée, la pupille droite semble plus dilatée que la gauche, état comateux, sensibilité très-obtuse.

Température rectale 36, 8 poids 2 k. 995 grammes.
id. axillaire 36.
id. inguinale 35, 7

l'enfant meurt le même jour à 11 heures et demie du matin.

L'autopsie est faite le 30 mai à 10 heures; poids 2 k. 970.

Encéphale. Les vaisseaux veineux qui rampent sur les circonvolutions ou sortent des ventricules sont remplis outre mesure de sang noir et poisseux. Les sinus sont gorgés de ce sang, mais ne contiennent pas de coagulations.

Estomac. Sur la face antérieure de la muqueuse gastrique, on trouve une érosion en cupule sans changement de coloration en ce point. Rien au cœur si ce n'est un léger degré de stéatose.

Poumons. Pneumonie du lobe inférieur droit. Il existe dans ce lobe une ou deux petites collections puriformes.

Reins. Le rein gauche très-volumineux, distendu, d'un rouge violacé à la périphérie pèse 18 grammes. Sur la coupe on trouve une thrombose de la veine rénale, le vaisseau est rempli par un caillot grisâtre, mou, qui se prolonge dans les ramifications de second et de troisième ordre, tantôt sous forme de coagulation cruorique tantôt sous forme de caillot gris.

Le parenchyme est très-congestionné surtout dans les 2/3 inférieurs, les pyramides ont pris une teinte violacée; la substance corticale est grisâtre. Le rein *droit*, beaucoup plus petit, pèse 12 grammes. On ne trouve pas de caillots dans ses veines efférentes. La substance corticale a une teinte ardoisée. La substance médullaire est rouge, mais cette coloration n'approche pas de la teinte violette de l'autre rein.

Après avoir fait durcir des morceaux des deux reins, on en fait des coupes minces, parallèles à la direction des tubes des pyramides. Sur ces coupes qu'intéressent toute l'épaissseur du parenchyme rénal, on trouve vers le sommet des pyramides, dans le rein gauche, une dilatation considérable des vaisseaux qui se dessinent entre les tubes urinifères aplatis, sous forme de boudins remplis de globules rouges. Les éléments épithéliaux des tubes rénaux, sont transformés en gouttes huileuses. Même à l'état frais, il était impossible de distinguer les noyaux de ces éléments. Vers le centre des pyramides, on retrouve à peu près le même aspect. L'élément vasculaire domine sur l'élément tubuleux, mais on ne trouve pas d'extravasations sanguines. En se rapprochant de la substance corticale, au niveau du point où les vaisseaux du rein se ramifient entre les deux substances, on voit les artères parfaitement vides, et les veines remplies de caillots fibrino-leucocytiques anciens et granuleux. Au pourtour de ces vaisseaux, il existe dans la substance médullaire des foyers assez larges dans lesquels les globules rouges empilés et déformés, remplissent tout le champ de la préparation. On trouve de distance en distance, des tractus colorés en rouge par le picro-carminate d'ammoniaque, et contenant des débris épithéliaux, les foyers hémorrhagiques occupent un espace qui, à l'œil nu, présente 5 millimètres de largeur, et qui forme la base des pyramides de Malpighi. L'infiltration sanguine se continue dans les pyramides de Ferrein. Les tubes de la substance corticale sont jaunâtres, mal colorés, ils contiennent des cellules volumineuses, infiltrées de graisse dont on distingue encore les noyaux. Les vaisseaux sont très-rares dans l'intervalle de ces tubes. Les glomérules de Malpighi renferment des traînées de globules rouges qui dessinent le trajet de quelques capillaires. En somme, très-peu de congestion dans la substance corticale. Sous la capsule fibreuse du rein, on trouve quelques troncs veineux remplis de globules rouges. Dans plusieurs points, la matière colorante s'est diffusée et a donné aux éléments une teinte jaunâtre.

Sur des coupes du rein droit, on trouve une stéatose très-avancée des éléments épithéliaux de la substance médullaire et de la substance corticale. Dans les pyramides, on voit des vaisseaux cylindriques remplis de globules se dessiner entre les tubes ; mais l'élément vasculaire est bien loin d'occuper la place qu'il tient dans l'autre rein. Nulle part, on ne voit d'extravasations sanguines.

Observation IX.

Athrepsie. Thrombose des veines rénales. Thrombose de l'artère pulmonaire (inédite).

Broton (Amélie), née le 29 octobre 1870, meurt athrepsiée, à l'infirmerie des Enfants-Assistés, le 11 novembre 1878, avant qu'on ait pu l'examiner.

L'autopsie est faite le 12 novembre, poids, 2 kilog. 264.

Encéphale. — Dans les sinus crâniens et dans les gros vaisseaux qui s'y rendent, on trouve des caillots cruoriques, noirs, cylindriques, assez mous. Les méninges sont excessivement congestionnées et d'une couleur lie de vin foncée. Elles se détachent aisément des circonvolutions. Tous les vaisseaux de la masse encéphalique, sont gorgés de sang. Pas de ramollissement cérébral. On constate une stéatose interstitielle de moyenne intensité.

Quelques taches de stéatose occupent les méninges.

Cœur. — Les cavités du cœur sont remplies par des caillots mous, luisants, friables, excessivement foncés qui ont pénétré dans toutes les anfractuosités.

Poumons. — Dans une des branches de l'artère pulmonaire, à une certaine distance de sa bifurcation, on trouve un caillot cylindrique-grisâtre avec des marbrures violacées; il a 3 centimètres de longueur, et se termine en cône vers la périphérie. Les poumons roses et aérés semblent peu congestionnés.

Les cellules du foie semblent complètement dépourvues de graisse.

Reins. — Dans la veine cave, au niveau de l'embouchure des veines rénales, on trouve un thrombus non complètement oblitérant, grisâtre, marbré de taches violettes. Ce caillot très-friable et même ramolli sur quelques points, se termine en bas par une extrémité conique, effilée, longue d'un centimètre environ. Dans chaque veine rénale, existe un prolongement de ce caillot, qui obture à peu près complètement le vaisseau sans adhérer à ses parois.

Sur une coupe du rein gauche, toutes les branches veineuses paraissent obstruées par des caillots de même aspect qui les oblitèrent complètement. Ils sont gris rosés ou noirâtres. L'organe est ferme, résistant, il présente des marbrures d'un rose foncé, plus nettes à la partie inférieure, mais pas d'ecchymoses proprement dites. La substance corticale est d'un gris jaunâtre, légèrement violacé, surtout à la partie inférieure. Cette coloration tranche nettement sur la teinte violette que présentent les pyramides, surtout à leur base; on trouve au centre de ces pyramides, des espaces rosés, striés de noir qui ne sont guère plus foncés que la substance corticale. Les éléments épithéliaux sont moyennement stéatosés dans les deux substances, mais plus altérés dans la substance médullaire. Le rein droit pèse 16 gr., le rein gauche 16 gr. 50.

Les mêmes altérations se retrouvent dans le rein droit. Les caillots des veines rénales et de l'artère pulmonaire, contiennent, dans leur partie grise et molle, un certain nombre de leucocytes peu altérés et des granulations que dissout l'acide acétique. Le nombre des leucocytes est très-variable; en certains points, ils ne sont pas très-abondants : dans d'autres points, au contraire, ils forment des amas considérables.

Sur des coupes minces qui permettent d'étudier avec soin les deux reins, on ne constate qu'une congestion très-notable des vaisseaux de la substance médullaire sans extravasation sanguine.

Sur une coupe transversale du sommet d'une pyramide, on voit autour des tubes de Bellini, des vaisseaux sanguins entremêlés de tubes de Henle, régulièrement disposés. Le diamètre des vaisseaux sanguins est plus large que celui des tubes urinifères qui sont aplatis, les tubes de Bellini restant seuls entrouverts. Vers le centre des pyramides, les tubes remplis d'éléments plus ou moins altérés, tiennent plus de place que les vaisseaux sanguins. Au contraire, vers la substance corticale, au niveau des ramifications vasculaires qui séparent les deux substances, l'élément vasculaire l'emporte. Les veines sont remplies par des caillots cruoriques, striés concentriquement par des bandes fibrino-leucocytiques. La substance corticale présente peu de vaisseaux. Il n'y a rien à y signaler en dehors de la stéatose modérée des cellules épithéliales.

Observation X.

Athrepsie. Trombose rénale avec infarctus purulent (inédite).

Strœcker (Édouard), âgé de 12 jours, est admis le 27 juin 1876, à l'infirmerie des Enfants-Assistés.

Le 28. Le tégument a pris une teinte livide, le crâne est déformé, la fontanelle déprimée, la bouche est sèche. L'enfant pousse des cris de détresse. Diarrhée jaune verdâtre, abondante. Sur le côté gauche du thorax, on voit la trace d'une ventouse sèche; à droite, on a posé une ventouse scarifiée. L'auscultation du poumon ne fait percevoir aucun bruit morbide. T. A. 37,1, R. 37,6. P. 2 kilog. 395.

Mort le 29 juin, à 5 heures du matin.

L'autopsie est faite le 1er juillet, à 10 heures.

Les os du crâne chevauchent fortement les uns sur les autres, il existe une propulsion antéro-latérale droite de la calotte crânienne. Le cerveau est déjà altéré et exhale une odeur d'acide sulfhydrique.

Les poumons sont à peu près sains.

Rien dans l'estomac.

Thrombose des veines rénales dans la moitié supérieure du rein *gauche*. Infarctus urique au sommet des pyramides. Un gros thrombus remplit toute la veine émulgente du côté droit. Ce caillot est en partie cruorique, en partie grisâtre. C'est surtout dans les veines de troisième ordre que l'on trouve les portions cruoriques. Le rein augmenté de volume, est marbré de taches violacées. Les pyramides ont pris une teinte noire, surtout à la partie supérieure du rein. Les plus élevées semblent ramollies. On trouve sur une coupe, dans la portion la plus élevée de la substance corticale, un noyau blanc grisâtre, arrondi, de 3 mm. de diamètre, entouré d'une zone rouge, sans qu'il existe à son niveau de ramollissement bien marqué.

L'examen histologique montre une infiltration hémorrhagique considérable des pyramides; on ne distingue plus au milieu des globules rouges extravasés, que des débris de la substance rénale. Le point jaunâtre signalé plus haut, est constitué de la façon suivante. La bordure rouge est formée par une congestion énorme des vaisseaux qui semblent étouffer en ce point les éléments du parenchyme. En dedans, on observe une zone remplie de leucocytes infiltrés entre des tubes déformés remplis d'éléments jaunâtres, sans noyaux visibles, d'apparence huileuse. Au centre, on ne trouve qu'un magma où semble dominer la graisse. Tout près de ce foyer, on voit des vaisseaux oblitérés par des caillots cruoriques avec stries fibrineuses

Les tubes de la substance corticale, renferment des cellules remplies de gouttelettes graisseuses; on distingue cependant les noyaux dans le plus grand nombre des éléments.

La structure histologique du foyer arrondi situé dans la substance corticale rappelle donc singulièrement la structure d'un infarctus. Les artères étaient partout vides et revenues sur elles-mêmes.

Observation XI.

Rougeole. Pleuro-pneumonie. Thrombose de l'artère pulmonaire. Laryngite ulcéreuse (inédite).

Belin (Jeanne), née le 27 décembre 1875, entre à l'infirmerie des Enfants-Assistés, le 31 mars 1875.

Elle porte une éruption rubéolique des mieux caractérisées.

P. 144. T. R. 29,8.

1er avril. P. 136. T. R. 38,6.

Le 2. P. 120. T. R. 40,2, très-large bulle de pemphigus sur le cou à droite.

Le 3. P. 136. T. R. 40,2, le pemphygus a envahi une surface de 1 centimètre carré environ.

Le 5. P. 140. T. R. 38,4.

Le 6. P. 152. T. R. 39,8.

Le 7. P. 148. T. R. 40,6.

Le 8. P. 128. T. R. 40,2.

Le 9. P. 132. T. R. 39,6. Ulcération à la pointe de la langue. Diarrhée. L'enfant tousse un peu, quelques râles à droite.

Le 10. P. 128. T. R. 38,8. Diarrhée verte.

Le 11. P. 136. T. R. 40.

Le 12. P. 124. T. R. 39,4.

Le 13. P. très-petit. T. R. 40,6.

Le 14. P. 172. T. R. 40,2.

Le 15. P. 200. T. R. 41. La dyspnée est extrême, il y a 80 respirations par minute et l'on entend du souffle à la partie inférieure du poumon gauche.

Le 16. P. 208. T. R. 41. Respiration 96.

L'enfant meurt le 16, à 3 heures du soir.

L'autopsie est faite le 17, à 11 heures.

Le poumon *gauche* dans presque toute son étendue, est recouvert par un exsudat pleurétique, beaucoup plus épais à la base qu'au sommet de l'organe Le parenchyme présente un aspect marbré, il y a des lobules parfaitement sains en apparence au milieu de lobules solidifiés, violets, en nombre à peu près égal aux précédents, dans le lobe inférieur. A la partie inférieure et interne de ce lobe, un noyau du volume d'une noisette, est complètement rempli de matière puriforme. Dans le voisinage, on trouve d'autres foyers circonscrits, jaunes, non encore liquifiés, d'où l'on fait sourdre beaucoup de gouttelettes de pus. Les branches de l'artère pulmonaire, qui se rendent aux portions suppurées de l'organe, sont obstruées par des coagulations anciennes.

L'artère pulmonaire à son origine, est absolument perméable, mais à peine s'est-elle bifurquée au-dessous de la crosse de l'aorte, qu'on voit, à 1 centimètre à peine de la cicatrice encore très-visible du canal artériel, la branche *droite* de cette artère complètement obstruée par un caillot grisâtre ancien, qui se prolonge fort loin dans les différentes branches et ramifications de l'artère pulmonaire droite.

A ce niveau, cette artère pulmonaire droite se divise en deux branches de premier ordre. La branche supérieure, qui se rend au lobe correspondant du poumon, se subdivise en quatre branches, dont les trois supérieures sont vides, tandis que l'inférieure, destinée à la partie la plus déclive du lobe supérieur, est obstruée par un caillot qui s'arrête au niveau de son origine.

La branche inférieure de la pulmonaire droite est complètement remplie par le caillot que nous avons trouvé dans le tronc principal. Tous les rameaux auxquels elle donne naissance, et qui sont au nombre de six, sont exactement remplis sur une grande étendue de leur parcours, par des coagulations grisâtres et ramifiées.

Le premier de ces rameaux, destiné à la partie inférieure et postérieure du lobe supérieur, est rempli par le caillot, qui s'arrête au niveau des ramifications de deuxième et de troisième ordre.

Des cinq autres branches, trois, destinées au lobe moyen, sont remplies jusqu'à une certaine distance par les ramifications du caillot qui se divise comme elles et se rapproche avec elles de la périphérie du poumon. A une certaine distance de la périphérie, le thrombus se termine par un petit caillot noirâtre, récent, filiforme, et dans aucun point le parenchyme pulmonaire ne semble induré et ne présente de traces d'hépatisation ou de gangrène.

Les deux autres rameaux les plus inférieurs sont destinés au lobe inférieur du poumon droit. Dans ces vaisseaux, le caillot grisâtre se termine bientôt, assez loin des différentes ramifications, où on peut le suivre, sous forme d'un caillot brunâtre, moins consistant, et de date récente.

En somme, le thrombus partait de la bifurcation de l'artère pulmonaire, et s'arrêtait avant de pénétrer dans les petites ramifications de quatrième ordre nées de la branche droite.

Les cavités du *cœur* sont remplies par des caillots cruoriques et fibrineux récents.

Peu de bile dans la vésicule du fiel. Le foie est notablement gras. La graisse occupe le centre et la périphérie des lobules

Les *capsules surrénales* sont blanches.

Le *rein* paraît anémique ; dans les pyramides, les tubes de Bellini présentent des éléments épithéliaux dégénérés.

Rien à noter dans la rate, rien dans les intestins, rien dans l'estomac.

On trouve sur le larynx une ulcération aryténoïdienne profonde, très-accusée *à droite*, rien à gauche.

L'encéphale parfaitement sain, a déterminé sur la calotte en arrière la formation d'empreintes profondes.

Observation XII.

Syphilis. Athrepsie. Vaccine. Thromboses veineuses. Lésions pulmonaires et rénales (inédite).

Delprat (Joséphine), née le 15 avril 1875, admise dans le service de M. Parrot, le 23 avril, porte sur chaque bras trois croûtes vaccinales de bon aspect, entourées d'une tuméfaction qui a pris une teinte jaune violacée ; il existe du coryza. Sur les membres supérieurs et la peau de la nuque, on constate quelques taches rouges sans caractère bien accusé. Sur la partie antéro-interne des jambes, on trouve un grand nombre de larges taches arrondies et saillantes d'une coloration rose vineux disparaissant sous la pression du doigt, isolées ou groupées. Cette éruption existe aussi sur les pieds, et notamment à la plante où les macules sont plus petites et se confondent avec la teinte cyanotique du tégument. Les taches sont plus rouges à leur périphérie qu'au centre, où elles ont une teinte grisâtre.

L'enfant semble fortement déprimée. Il existe une cyanose assez accusée qui est augmentée par les cris, la fontanelle est un peu enfoncée et les os du crâne commencent à chevaucher. T. R. 36,4. Poids, 3 kil. 399.

25 avril. Diarrhée très-jaune. L'enfant prend à peine quelques cuillerées de lait. T. R. 37,6. Poids, 3 kil. 250.

Le 26. Diarrhée jaune très-aqueuse. Fontanelle déprimée, voix éteinte. L'éruption est moins nette et les macules moins saillantes. T. R. 37,6. Poids 3 kil. 090.

Le 27. Les yeux s'excavent, la face se tire et s'amaigrit. T. R. 37. Poids, 3 kil. 022.

Le 28. T. R. 36,6. Poids, 3 kil. 058.

Le 29. Ecoulement vulvaire. Muguet très-abondant. T. R. 36,4. Poids, 3 kil. 063.

L'enfant, avant de mourir, le 30 avril, perd par le nez une assez grande quantité de sang.

L'*autopsie* est faite le 1er mai à 11 heures. Poids, 2 kil. 980.

L'estomac contient une grande quantité de sang : on y trouve en outre au milieu d'un magna sanguin peu altéré un morceau de peau d'orange. La muqueuse gastrique ne semble pas altérée.

Le *larynx* et la trachée sont pleins de sang.

Dans le sommet du *poumon droit*, on trouve quelques lobules solidifiés, qui ont pris une teinte violet foncé.

Tout le lobe inférieur du *poumon gauche* est malade, excepté dans sa région antérieure. Ce lobe, recouvert d'un exsudat pleurétique peu épais, a pris une teinte lie de vin foncé presque noire en certains points. Vers la partie moyenne de son bord inférieur, on voit une sorte de boursouflure, teinte en jaune d'ocre, pouvant renfermer un noyau de cerise, et formée par une cavité remplie d'un liquide puriforme et sanieux. Toute cette partie du poumon gauche est infiltrée de liquide, sang ou sérosité sanguinolente. Les deux tiers inférieurs du lobe malade sont solidifiés, et ont une teinte brunâtre.

A l'origine du tronc de l'artère pulmonaire, on trouve de ce côté une thrombose ancienne. La coupe du thrombus est très-lisse.

Dans les cavités cardiaques on rencontre des caillots cruoriques.

La veine rénale gauche est occupée par un thrombus grisâtre, ancien par places, noir sur d'autres points, ramifié dans le parenchyme. Les pyramides sont fortement congestionnées : infarctus urique à leur sommet. Stéatose de la substance corticale. Bile verte dans la vésicule ; foie marron, luisant sur une coupe ; quelques cellules sont infiltrées de graisse.

Les os longs sont malades à la périphérie de la diaphyse. Les os du crâne et les côtes sont également altérés.

Observation XIII.

Pneumonie. Intermittences du pouls. Thrombose de l'artère pulmonaire. Lésions du poumon. Malformation cardiaque (inédite).

Bourdet (Augustine), née le 11 février 1874, entre dans le service de M. Parrot, le 28 janvier 1875.

L'enfant est très-grasse, la face est violacée.

Il y a de la dyspnée et une fièvre intense, de l'agitation : on constate un souffle à la partie moyenne du poumon gauche en arrière. (Vomitif.)

28 janvier. Le vomitif a produit son effet. Souffle à la région moyenne du côté gauche et à la base du poumon droit.

Le 30. Râles crépitants abondants dans les deux poumons en arrière. La fièvre persiste.

1er février. Souffle intense dans toute la hauteur du poumon gauche. Quelques râles à droite.

Le 4. Le souffle persiste à gauche, les amygdales sont rouges. (Vomitif.)

Le 5. Intermittences assez fréquentes du pouls. Les chairs deviennent flasques et la peau molle.

Le 6. L'enfant boit très-peu ; diarrhée verte.

Le 9. La diarrhée continue. Le pouls est irrégulier, avec intermittences.

Le 11. Pouls très-irrégulier, intermittent, bruit de souffle assez intense au premier temps du cœur, à la base, surtout à droite.

Le 18. Desquamation épidermique sur tout le corps, plus marquée aux membres inférieurs, l'enfant prend très-peu d'aliments.

Le 20. Pouls très-irrégulier.

Le 22. Fièvre très-forte; souffle expiratoire dans presque toute la hauteur du poumon gauche en arrière. Le souffle existe aussi à droite, mais dans une moins grande étendue.

L'enfant meurt le 24 février 1875 à une heure du matin.

Autopsie faite le 25 février à 11 heures.

Dans le lobe inférieur du poumon *gauche*, on voit une grande quantité de pus dans les bronches dilatées. Certains lobules assez souples résistent à l'insufflation, parce que leurs canaux bronchiques sont obstrués, et conservent une teinte violette.

Le lobe inférieur du poumon *droit* est enveloppé par un exsudat pleurétique mince et récent. Une certaine portion du tissu de ce lobe, de forme conique, à base périphérique, a subi une induration notable. Le parenchyme présente en ce point une coloration grisâtre, marbrée de rouge ou de violet. L'artère pulmonaire qui correspond à ce département de l'organe est remplie par un caillot ancien et grisâtre.

Sur le bord postérieur du même lobe, la même lésion se présente sous une forme plus disséminée. Les portions les plus malades sont grisâtres, ou jaunes et ramollies, elles sont bordées à leur périphérie par une zone violacée d'aspect congestif.

Il existe des coagulations noirâtres dans les artères qui aboutissent à ces lésions. En remontant jusqu'à la racine des bronches, on suit les caillots, d'abord noirs dans une étendue de 2, 3 ou 4 centimètres, puis grisâtres et jaunes. En ce point, le caillot est unique; il a un diamètre de 4 ou 5 millimètres, et présente à son centre une matière granuleuse, puriforme. C'est ce thrombus qui a poussé des branches dans les ramifications de l'artère pulmonaire, branches sur lesquelles on peut suivre une dégradation de teintes du jaune au gris, du gris au violet et au noir foncé.

Le poumon présente dans les parties qui correspondent à ces caillots, outre les lésions que nous venons d'indiquer, une sorte d'œdème aqueux très-prononcé. Le thrombus décoloré qui occupe le hile du poumon semble être le point de départ des lésions.

Dans le lobe supérieur, on trouve quelques noyaux d'induration pulmonaire, de couleur saumon, disséminés au milieu d'un parenchyme sain, paraissant indépendants de troubles vasculaires.

Le *cœur* a une forme aplatie : la pointe est remplacée par une courbe qui dessine un segment de cercle. La valvule mitrale présente de nombreuses nodosités lisses et quelques opacités.

Le *trou de Botal*, largement ouvert à sa partie postéro-inférieure, a une forme ovalaire. Une valvule falciforme, dont le bord libre concave regarde en bas, et dont les extrémités s'insèrent à la paroi de l'oreillette par une série de piliers rayonnants, limite en haut cet orifice.

Le *foie* est extrêmement gras, cependant la vésicule est remplie de bile jaune. Poids, 276 grammes.

Les *capsules surrénales*, blanches, très-grasses, sont presque réduites à leur portion corticale.

Pas de stéatose rénale.

Rien dans l'estomac

Il existe de 12 à 15 millimètres de graisse sur les cuisses.

TABLE DES MATIÈRES

A. PARENT, imprimeur de la Faculté de Médecine, rue Mr-le-Prince, 31.

www.ingramcontent.com/pod-product-compliance
Ingram Content Group UK Ltd.
Pitfield, Milton Keynes, MK11 3LW, UK
UKHW012035240726
13965UKWH00003B/819

9 782013 585033